Kohlhammer

Die Herausgeber

Dipl. Med.-Päd. Martin Ohder, Schulleiter der Bildungseinrichtung Sinsheim, DRK-Landesschule Baden-Württemberg gGmbH.

Joachim Volz, stellv. Schulleiter der Landesschule des Arbeiter-Samariter-Bundes, Mannheim.

Marc Schmidt, Schulleiter des Lehrinstituts für Notfallmedizin mobile medic, Denkendorf.

Rico Kuhnke, Gesamtschulleiter der DRK-Landesschule Baden-Württemberg gGmbH.

Matthias Ziegler, Schulleiter der Bildungseinrichtung Ravensburg, DRK-Landesschule Baden-Württemberg gGmbH.

Lektorat: Konstanze Rösch und Marc Schmidt

Martin Ohder, Joachim Volz, Marc Schmidt,
Rico Kuhnke, Matthias Ziegler (Hrsg.)

Unter Mitarbeit von Janina Würtenberger
und Konstanze Rösch

Notfallsanitäter-Curriculum

Baden-Württemberger Modell für
eine bundesweite Ausbildung

2. Auflage

Verlag W. Kohlhammer

Dieses Werk einschließlich aller seiner Teile ist urheberrechtlich geschützt. Jede Verwendung außerhalb der engen Grenzen des Urheberrechts ist ohne Zustimmung des Verlags unzulässig und strafbar. Das gilt insbesondere für Vervielfältigungen, Übersetzungen, Mikroverfilmungen und für die Einspeicherung und Verarbeitung in elektronischen Systemen.

Die Wiedergabe von Warenbezeichnungen, Handelsnamen und sonstigen Kennzeichen in diesem Buch berechtigt nicht zu der Annahme, dass diese von jedermann frei benutzt werden dürfen. Vielmehr kann es sich auch dann um eingetragene Warenzeichen oder sonstige geschützte Kennzeichen handeln, wenn sie nicht eigens als solche gekennzeichnet sind.

Es konnten nicht alle Rechtsinhaber von Abbildungen ermittelt werden. Sollte dem Verlag gegenüber der Nachweis der Rechtsinhaberschaft geführt werden, wird das branchenübliche Honorar nachträglich gezahlt.

2. Auflage 2018

Alle Rechte vorbehalten
© W. Kohlhammer GmbH, Stuttgart
Gesamtherstellung: W. Kohlhammer GmbH, Heßbrühlstr. 69, 70565 Stuttgart
produktsicherheit@kohlhammer.de

Print:
ISBN 978-3-17-032938-6

E-Book-Formate:
pdf: ISBN 978-3-17-032939-3
epub: ISBN 978-3-17-032940-9
mobi: ISBN 978-3-17-032941-6

Für den Inhalt abgedruckter oder verlinkter Websites ist ausschließlich der jeweilige Betreiber verantwortlich. Die W. Kohlhammer GmbH hat keinen Einfluss auf die verknüpften Seiten und übernimmt hierfür keinerlei Haftung.

Inhalt

Danksagung 9

Abbildungs- und Tabellenverzeichnis 10

Abkürzungsverzeichnis 11

Einleitung 13
Martin Ohder

1	**Einführung**	15
	Janina Würtenberger	
1.1	Historie – Ein geschichtlicher Rückblick...................	15
1.2	Ein neues Berufsbild in der EU: Der Notfallsanitäter und DQR/EQR	18
	1.2.1 DQR-Einstufung der Gesundheitsfachberufe............	20
	Martin Ohder	
1.3	Demografischer Wandel und Notfallversorgung der Bevölkerung ...	21
1.4	Notfallsanitäter – Ein neues Berufsbild mit neuen Anforderungen ...	24
	1.4.1 Aufgaben und Ziele des Berufes........................	24
2	**Pädagogischer Begründungsrahmen**	30
2.1	Berufspädagogische und didaktische Grundlagen	30
	Matthias Ziegler	
	2.1.1 Diagnose der Ausgangssituation	30
	2.1.2 Bildungsauftrag der Berufsschulen und Didaktische Grundsätze der KMK 2011	30
	2.1.3 Pädagogische Perspektiven des Konstruktivismus	32
	2.1.4 (Neuro-)Didaktische Vorschläge für gehirngerechtes Lernen	34
2.2	Berufliche Ausbildung im Lernfeldkonzept...................	38
	Heike Heinrich	
	2.2.1 Die vollständige Handlung	38
	2.2.2 Kompetenzbegriff	39
	2.2.3 Kultusministerkonferenz (KMK)	41
	Alexandra Geckeler	

3	Entwicklung des Curriculums – Ein Prozess	44

Thomas Gähme

4	**Lernfelder**	**48**
4.1	Lernfelder und Zeitansatz	48
4.2	Lernfeld 1 – Das Tätigkeitsfeld »Rettungsdienst« erkunden und berufliches Selbstverständnis entwickeln	49

Matthias Klausmeier, Janina Würtenberger und Joachim Volz

	Umsetzungshilfe zu Lernfeld 1	50
4.3	Lernfeld 2 – Lebensbedrohliche Zustände erkennen und bewerten sowie einfache lebenserhaltende Maßnahmen durchführen	55

Markus Linke, Marc Baecker und Konstanze Rösch

	Umsetzungshilfe zu Lernfeld 2	55
4.4	Lernfeld 3 – Die Einsatzbereitschaft verschiedener Rettungsmittel herstellen und erhalten	60

Janina Würtenberger und Roland Linder

	Umsetzungshilfe zu Lernfeld 3	61
4.5	Lernfeld 4 – Einen Krankentransport durchführen	65

Markus Bela, Martin Großmann, Katherine Surtees und Konstanze Rösch

	Umsetzungshilfe zu Lernfeld 4	65
4.6	Lernfeld 5 – Bei Notfalleinsätzen assistieren und erweiterte notfallmedizinische Maßnahmen durchführen	71

Matthias Ziegler, Lisa Roth, Nils Haag und Jürgen Mohrbacher

	Umsetzungshilfe zu Lernfeld 5	72
4.7	Lernfeld 6 – Patientinnen und Patienten, Angehörige, Kolleginnen und Kollegen sowie Dritte unterstützen und beraten	78

Christine Raatz, Katja Pumpe, Philipp Kiecherer und Simon Schönecker

	Umsetzungshilfe zu Lernfeld 6	79
4.8	Lernfeld 7 – Einen Notfalleinsatz selbstständig planen, durchführen und bewerten	87

Heike Heinrich und Patrick Michelmann

	Umsetzungshilfe zu Lernfeld 7	89
4.9	Lernfeld 8 – Einsätze mit erweiterten Anforderungen selbstständig planen, durchführen und bewerten	94

Christine Raatz, Max Gay und Philipp Kiecherer

	Umsetzungshilfe zu Lernfeld 8	95
4.10	Lernfeld 9 – In komplexen fachdienstübergreifenden Einsatzlagen selbstständig arbeiten	101

Frank Löschmann, Jörg Umbach und Armin Hess

	Umsetzungshilfen zu Lernfeld 9	102
4.11	Lernfeld 10 – Im beruflichen Umfeld agieren und sich entwickeln	107

Joachim Volz, Janina Würtenberger und Matthias Klausmeier

	Umsetzungshilfe zu Lernfeld 10	108

5	**Umsetzung im Unterricht**	112
5.1	Konzepte und Methoden – Der Weg zur Lernsituation	112
	Markus Bela und Konstanze Rösch	
	5.1.1 Handlungssituationen	112
	5.1.2 Handlungsfelder	113
	5.1.3 Lernfelder	113
	5.1.4 Lernsituationen	113
	5.1.5 Vom Lernfeld zur Lernsituation	114
	5.1.6 Handlungsorientiert unterrichten	116
	5.1.7 Die Rolle der Lehrkräfte	119
	5.1.8 Beispielhafte Umsetzung eines Lernfelds in einer Lernsituation mit Unterrichtsplanung	119
5.2	Kommunikation im Team	124
	Konstanze Rösch und Marc Schmidt	
	5.2.1 Grundlagen der Kommunikation	125
	5.2.2 Aktives Zuhören	126
	5.2.3 Lerncoaching	126
5.3	Beratungskompetenzen im pädagogischen Alltag	127
	Marc Schmidt und Konstanze Rösch	
	5.3.1 Die kollegiale Beratung	127
	5.3.2 Die Arbeit mit dem »inneren Team«	128
5.4	Kommunikation im pädagogischen Team	128
	Marc Schmidt und Konstanze Rösch	
5.5	Kompetenzorientiert prüfen	130
	Marc Schmidt und Konstanze Rösch	
	5.5.1 Aufgaben und Ziele von Bewertungen und Beurteilungen	130
	5.5.2 Gütekriterien	132
	5.5.3 Verschiedene Arten der Bewertung und Leistungsbemessung	133
Anhang		141

Danksagung

Ein besonderer Dank gilt folgenden Personen:

Leonhard Aicher, Birgit Appenzeller, Thomas Behringer, Markus Bela, Marco Betz, Achim Casper, Martin Fechling, Thomas Gähme, Oliver Göring, Daniel Grein, Daniel Groß, Judith Heitz, Maximilian Kaptur, Philipp Kicherer, Michael Kraus, Sven Knödler, Julian Körner, Thorsten Lang, Marc Lippe, Frank Mayer, Michael Müller, Udo Müller, Jürgen Nikola, Katja Pumpe, Uwe Rennhofer, Stephanie Reußink, Konstanze Rösch, Luisa Scherle, Stefan Schmidt, ‚Stephanie Schmidt, Daniel Schmitz, Katherine Surtees, Jan-Gregor Steenberg, Johannes Stocker, Michael Weisbach

Abbildungs- und Tabellenverzeichnis

Abb. 1: Der Weg zum Notfallsanitätergesetz
Abb. 2: Altersaufbau der Bevölkerung in Deutschland
Abb. 3: Wirkungsmodell und Strukturierungshilfe
Abb. 4: Gliederung des Stundenumfangs der Ausbildung Notfallsanitäter nach der Ausbildungs- und Prüfungsverordnung für Notfallsanitäter und Notfallsanitäterinnen des Bundesrats
Abb. 5: Erwerb von Kompetenzen im LF 1
Abb. 6: Erwerb von Kompetenzen im LF 2
Abb. 7: Erwerb von Kompetenzen im LF 3
Abb. 8: Erwerb von Kompetenzen im LF 4
Abb. 9: Erwerb von Kompetenzen im LF 5
Abb. 10: Erwerb von Kompetenzen im LF 6
Abb. 11: Erwerb von Kompetenzen im LF 7
Abb. 12: Erwerb von Kompetenzen im LF 8
Abb. 13: Erwerb von Kompetenzen im LF 9
Abb. 14: Erwerb von Kompetenzen im LF 10
Abb. 15: Modell der vollständigen Handlung
Abb. 16: Beispiel eines Brainstorming-Ergebnisses

Tab. 1: DQR und Einstufung des Rettungsassistenten und des Notfallsanitäters
Tab. 2: Prüfungsmethoden im Überblick
Tab. 3: Prüfungsinstrumente und damit prüfbare Kompetenzbereiche in der schriftlichen Leistungsbemessung
Tab. 4: Mündliche Prüfinstrumente und damit prüfbare Kompetenzbereiche
Tab. 5: Praktische Prüfinstrumente und damit prüfbare Kompetenzbereiche
Tab. 6: Kombinierte Prüfinstrumente und damit prüfbare Kompetenzbereiche

Abkürzungsverzeichnis

AAAABCEEEE-Schema	Gefahrenmatrix: Angstreaktion, Atemgifte, Atomare Gefahr, Ausbreitung, chemische Stoffe, Explosion, Erkrankung & Verletzung, Einsturz, Elektrizität
AAO	Alarm- und Ausrückeordnung
ABCDE-Schema	Strategie zur Beurteilung und Versorgung kritischer Patienten
AED	Automatische externe Defibrillation
ALS	Advanced Life Support
AMPLE	Merksatz zur Anamneseerhebung: Allergien, Medikamente und Drogen, Patientengeschichte, letzte Nahrungsaufnahme, Ereignisse in Bezug auf den Notfall
APrVo	Ausbildungs- und Prüfungsverordnung
BLS	Basic Life Support
BOS	Betriebe und Organisationen mit Sicherheitsaufgaben
CABCDE	Catastrophic Haemorhages Before Airway Problems
COPD	Chronic Obstructive Pulmonary Disease
CPR	Cardio-pulmonale Reanimation
CRM	Crew Resource Management
DIN	Deutsches Institut für Normung
DME	Digitaler Meldeempfänger
DV	Dienstvorschrift
EKG	Elektrokardiogramm
EOL	Erfahrungsorientiertes Lernen
EUG	Extrauterine Gravidität
FME	Funkmeldeempfänger
FMS	Funkmeldesystem
GCS	Glasgow-Coma-Scale
GEMS	Geriatric Education for Emergency Medical Services
HIV	Humane Immundefizienz-Virus
HLW	Herz-Lungen-Wiederbelebung
i.m.	intra muskulär
i.o.	intra ossär
i.v.	intra venös
ITLS	International Trauma Life Support

KIT	Krinseninterventionsteam
KMK	Kultusministerkonferenz
KTW	Krankentransportwagen
LF	Lernfeld
Ltd.	Limited Company
MANE	Massenanfall von Erkrankten
MANV	Massenanfall von Verletzten
MEK	Mobiles Einsatzkommando
MEQ	Modified Essay Question Test
MPG	Medizinproduktegesetz
MPrBetrVO	Medizinproduktebetreiberverordnung
NA	Notarzt
NACA	Naca-Score: Einschätzung für die Schwere von Verletzungen, Erkrankungen oder Vergiftungen
NEF	Notarzteinsatzfahrzeug
NIV	Non-invasive Ventilation
NND	Notfallnachsorgedienst
NotSanAPrV	Notfallsanitäter Ausbildungs- und Prüfungsverordnung
OPQRST	Merksatz zur Beschwerdeanamnese: Schmerzbeginn, Verstärkung + Linderung, Qualität, Ausstrahlung, Stärke der Beschwerden, zeitlicher Verlauf
OrgL	Organisatorischer Leiter Rettungsdienst
OSCE	Objective Structured Clinical Examination
PALS	Pädiatrisches Notfallmanagement
POL	Problemorientiertes Lernen
PSA	Persönliche Schutzausrüstung
PSNV	Psychosoziale Notfallversorgung
PTBS	Posttraumatische Belastungsstörung
RD	Rettungsdienst
RDG	Rettungsdienstgesetz
RH	Rettungshelfer
RR	Riva Rocci – Erfinder der nicht-invasiven Blutdruckmessung
RS	Rettungssanitäter
RTW	Rettungswagen
SAMPLE	Merksatz zur Anamneseerhebung: Symptomatik, Allergien, Medikamente und Drogen, Patientengeschichte, letzte Nahrungsaufnahme, Ereignisse in Bezug auf den Notfall
SLT	Struktur-Lege-Technik
TEL	Technische Einsatzleitung
TJE	Triple Jump Exercise
UE	Unterrichtseinheit
VU	Verkehrsunfall

Einleitung

Martin Ohder

Am 01.01.2014 ist das Notfallsanitätergesetz (NotSanG) und die entsprechende Ausbildungs- und Prüfungsordnung (NotSan-APrV) in Kraft getreten. Der Notfallsanitäter/die Notfallsanitäterin löst als neuer Gesundheitsfachberuf das bisherige Berufsbild der Rettungsassistentin und des Rettungsassistenten ab. Folgende besonders hervorstechende Veränderungen sind im Vergleich zur bisherigen Ausbildung beispielhaft zu nennen:

- Die Ausbildung verlängert sich von zwei auf drei Jahre.
- Die Auszubildenden sind bei einem Träger angestellt und erhalten ein Ausbildungsentgelt. Bisher war die Ausbildung zur Rettungsassistentin und zum Rettungsassistenten selbstzahlend in Lehrgangsform organisiert.
- Es wird explizit eine outputorientierte Ausbildung gefordert, die auf berufliche Handlungskompetenz mit den integrativen Bestandteilen Fach-, Sozial-, Personal- und Methodenkompetenz abzielt.
- In der beruflichen Ausübung seiner Tätigkeit wird der Notfallsanitäter und die Notfallsanitäterin über ein deutlich höheres Maß an selbstständiger Entscheidungs- und Handlungsfähigkeit verfügen (z.B. Versorgung von Patientinnen und Patienten unter Beachtung der Bedürfnisse und der Lebenssituation, Durchführung von erweiterten und heilkundlichen Maßnahmen).
- Pädagogische Qualifikation der Lehrkräfte mindestens auf Bachelor-Niveau
- Verzahnung der Lernorte Theorie, Rettungswache und Krankenhaus unter der Verantwortung der Schulen

Analog zur Einordnung der Ausbildung von Gesundheitsfachberufen ergeben sich für die Umsetzung des Notfallsanitätergesetzes in der Ausbildung folgende Besonderheiten:

- Die Ausbildung unterliegt im Gegensatz zu anderen Ausbildungsberufen nicht dem Berufsbildungsgesetz (BBiG).
- Für die Ausgestaltung der Ausbildung sind die Länder innerhalb des Rahmens des NotSanG und der NotSan-APrV verantwortlich.
- Die Aufsicht über die Ausbildung liegt je nach Bundesland bei unterschiedlichen Behörden (z.B. Sozialministerium in Baden-Württemberg) und unterliegt nicht zwangsläufig der Schulaufsicht der Kultusministerien der Länder.

Das neue Berufsbild Notfallsanitäter/Notfallsanitäterin macht eine curriculare Umsetzung der Vorgaben des NotsanG und der NotSan-APrV zur Ausgestaltung der dreijährigen Ausbildung an den Schulen erforderlich. Aus dieser Anforderung ergibt sich die Fragestellung, wie unter den gesetzlichen Rahmenbedingungen, den strukturellen Besonderheiten der Gesundheitsfachberufe unter Beachtung kompetenzorientierter Ausbildung sowie dem aktuellen wissenschaftlichen und berufspädagogischen Verständnis von Lehr-Lern-Prozessen ein Curriculum für den neuen Ausbildungsberuf des Notfallsanitäters und der Notfallsanitäterin gestaltet sein kann. Das Sozialministerium Baden-Württemberg hat eine »Arbeitsgruppe Curriculum« mit Vertreterinnen und Vertretern der fünf Rettungsdienstschulen Baden-Württembergs unter wissenschaftlicher Begleitung durch einen Vertreter des Landesamtes für Schulentwicklung Baden-Württemberg beauftragt, analog zu obiger Fragestellung einen einheitlichen Rahmenlehrplan für Baden-Württemberg zu erstellen. Dabei sollen folgende Kriterien erfüllt sein:

- Spiralcurriculärer Aufbau
- Orientierung an Lernfeldern (KMK, 2011)
- Kompetenzbeschreibungen, die sich an vollständigen beruflichen Handlungen orientieren und den Endzustand von Kompetenzbreite und -tiefe am Ende jedes Lernfeldes darstellen.

Der Rahmenlehrplan ist Grundlage dieses Curriculums für die Ausbildung von Notfallsanitätern und Notfallsanitäterinnen nach dem Baden-Württemberger Modell. Die Mitglieder der Arbeitsgruppe haben den Rahmenlehrplan durch folgende Punkte ergänzt:

- Theoretischer Begründungsrahmen, unter anderem mit einer Einführung in die Historie des Berufes, Einführung in das Lernfeldkonzept, pädagogische Begründungsrahmen und einer Einführung in das outputorientierte pädagogische Paradigma.
- Spiegelstrichlisten mit konkreten, den Lernfeldern zugeordneten Inhalten. Diese sind abgestimmt mit den Empfehlungen zu heilkundlichen Maßnahmen durch den Notfallsanitäter/die Notfallsanitäterin (Arbeitsgruppe »Erweiterte und heilkundliche Maßnahmen« im Auftrag des Sozialministeriums Baden-Württemberg) und spiegeln die Vorgaben der Themenbereiche aus dem NotSanG wider.
- Empfehlungen zur konkreten konzeptionellen und methodischen Umsetzung im Unterricht und zu kompetenzorientierten Prüfungen.
- Literaturempfehlungen als Hilfe für die Lehrkräfte.

Das vorliegende Curriculum schlägt eine Brücke zwischen den Vorgaben aus den gesetzlichen Rahmenbedingungen und den konkreten Lehr-Lern-Situationen an den Schulen. Für die Lehrkräfte in den Bildungseinrichtungen bietet es eine Strukturierungshilfe und leistet damit einen wertvollen Beitrag zur Sicherung einer einheitlichen Ausbildungsqualität.

Besuchen Sie die Website zum Buch: Unter www.notfallsanitaeter-curriculum.de finden Sie zahlreiche ergänzende Informationen zum Download und eine Vielzahl hilfreicher Verlinkungen.

1 Einführung

Janina Würtenberger

Die bisherige Ausbildung zur Rettungsassistentin und zum Rettungsassistenten wird durch die Ausbildung zum Notfallsanitäter und zur Notfallsanitäterin ersetzt. Das Rettungsdienstsystem befindet sich im Wandel. Tiefgreifende Veränderungen sowohl in der Ausbildung als auch in der Ausübung notfallmedizinischer Versorgung sind die Folge. Begreifbar wird der Prozess vor allem unter Berücksichtigung der Berufsgeschichte des Rettungsdienstes. Zunächst findet daher ein geschichtlicher Rückblick statt. Anschließend wird das neue Berufsbild im europäischen Vergleich eingeordnet und Aufgaben und Ziele der neuen Ausbildung insbesondere im Hinblick gesellschaftlicher Veränderungen und im Hinblick auf den demographischen Wandel werden benannt.

1.1 Historie – Ein geschichtlicher Rückblick

In den letzten Jahrzehnten konnte die Medizin enorme Fortschritte vorweisen. Auch das Rettungsdienstsystem entwickelte sich im 20. Jahrhundert stetig weiter. Angefangen mit einem einfachen Krankentransport und basalen Maßnahmen der Ersten Hilfe bis hin zu einem differenzierten Rettungsdienst mit einem der weltweit aufwändigsten präklinischen Versorgungssysteme.

Die Notwendigkeit, Verletzte und Erkrankte am Notfallort zu behandeln und zu transportieren, ist keine Erscheinung moderner Gesellschaftsformen. Bereits im 14.–16. Jahrhundert findet man Anweisungen zum »Tragen von Hand, mit Rossbahren, Notbahren von Spießen und zu Schiff« der Schweizer Eidgenossenschaft. Erste zivile Ordnung war beispielsweise die 1727 im Rahmen der Pestvorsorge erlassene Wiener Pestordnung. Noch bis 1772 gab es sogenannte »Krüppelfuhren«, bei denen Erkrankte von einer Gemeinde zur anderen abgeschoben wurden. Bis zum 19. Jahrhundert war der Krankentransport in Deutschland allerdings wenig organisiert, wenngleich es bereits im 18. Jahrhundert die Erkenntnis gab, dass Menschenleben mithilfe von Wiederbelebungsmaßnahmen erhalten bleiben können. Beispielsweise wurde von Ludwig XV schon im Jahr 1740 der Avis zur Hilfeleistung bei Ertrinkenden erlassen, dass Menschen wiederbelebt werden dürfen (vgl. Online112, 2013). Auch empfahl die Royal Humane Society im Jahre 1774 die Mund-zu-Mund- und eine Blasebalgbeatmung, da sie »vielen nütze und niemandem schade«.

Die Wurzeln des geregelten, modernen Rettungsdienstes liegen in dem militärischen Krankentransportwesen aus dem 19. Jahrhundert. Zum Beispiel erließ das Preußische Kultusministerium 1813 eine Anweisung zur zweckmäßigen Behandlung und Rettung von Scheintoten oder durch plötzliche Zufälle verunglückter Personen (vgl. Online112, 2013). Die Durchführung übernahmen die Berufsfeuerwehr, Verbände wie der Arbeiter-Samariter-Bund und das Deutsche Rote Kreuz sowie freiwillige Rettungsgesellschaften oder auch private Unternehmer.

1908 wurde in Frankfurt der erste internationale Rettungskongress abgehalten, auf dem die Grundforderung für eine »präklinische Notfallversorgung« bekannt gegeben wurde. Da die finanziellen Mittel begrenzt waren, wurden diese Aufgaben ausschließlich von samaritanen Organisationen unter Mitarbeit von freiwilligen Helferinnen und Helfern durchgeführt. Der Heidelberger Chirurg Martin Kirschner kam 1938 bei dem 62. Deutschen Chirurgenkongress zu dem Entschluss, dass die Ärztin/der Arzt so schnell wie möglich zu der Patientin und dem Patienten gelangen muss. Hierfür entwickelte er in Zusammenarbeit mit Siemens den ersten Monitor und den ersten Operationswagen (vgl. Online112, 2013).

In den 1960er Jahren geriet das Gesundheitswesen unter immer stärker werdenden Druck. Mit der wachsenden Mobilität erhöhten sich die Unfallzahlen. Viele Menschen kamen bei Verkehrsunfällen zu Schaden und verstarben noch am Unfallort. Der Ruf wurde laut, verletzten Menschen direkt am Einsatzort fachkompetente medizinische Versorgung zu gewährleisten. Ärzte und Hilfsorganisationen suchten hierfür Lösungen. Besonders Städte wie Heidelberg, Köln und München waren stark an der Gestaltung beteiligt. In der Folge entstand ein neues präklinisches Versorgungsparadigma (vgl. Nößler, 2012). Ausgehend von einem auf schnellen Transport ausgelegten »Load-and-go«-System mit begrenzten materiellen Ressourcen und niedrigem notfallmedizinischen Ausbildungsstand wurden Strukturen, Organisationsformen, Ausstattungsstandards und die personellen Voraussetzungen geschaffen, um eine schnelle, qualifizierte Hilfe vor Ort gewährleisten zu können. Ziel des neuen Paradigmas war die Stabilisierung vital bedrohter Patientinnen und Patienten und qualifizierte medizinische Versorgung an der Einsatzstelle sowie während des Transports, z. B. wurde dazu in Heidelberg 1964 der Arzteinsatzwagen eingeführt. Bei Bedarf wurde damit eine Ärztin/ein Arzt im Rendezvous-System an den Notfallort zugebracht, die/der dort zusammen mit der Besatzung des Rettungswagens eine schnellstmögliche ärztliche Versorgung gewährleistete (vgl. Online112, 2013).

Der wachsende Stellenwert notfallmedizinischer Versorgung schlug sich auch auf die Gesetzgebung nieder. So etablierten die Bundesländer 1974 verschiedene Rettungsdienstgesetze. In diesen waren beispielsweise die am Rettungsdienst beteiligten Organisation und Hilfsfristen vorgegeben. Ein einheitliches Ausbildungs- und Berufsprofil gab es lange Zeit trotz des wachsenden Stellenwertes der Notfallrettung nicht. Erst 1977 verabschiedete der Bund-Länder-Ausschuss das »520-Stunden-Programm zur Ausbildung der Rettungssanitäter« als erste bundesweit einheitliche Richtlinie zur Qualifizierung von Personal im Rettungsdienst. Diese Empfehlung galt von diesem Zeitpunkt an 12 Jahre lang als Mindestanforderung an Rettungsfachpersonal (vgl. Domres & Lipp, 2000, S.134). Unter der Regierung des damaligen Bundeskanzlers Helmut Kohl verabschiedete der Bundestag am 15. Juli 1989 ein Gesetz für das erste geschützte Berufsbild mit zweijähriger Ausbildung im Rettungswesen, die Rettungsassistentin/den Rettungsassistenten.

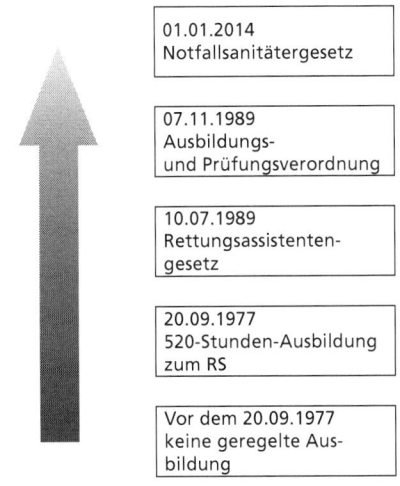

Abb. 1: Der Weg zum Notfallsanitätergesetz (in Anlehnung an: Lipp & Domres, 2000, S.135)

Seit seiner Einführung stand das Rettungsassistentengesetz stark in der Kritik. Das Berufsziel, das Rettungsassistentinnen und Rettungsassistenten als »Helferin/Helfer der Ärztin/des Arztes« bezeichnete, unterstellte ihnen nur ein geringes Maß an selbstständigem Handlungsspielraum. In der Realität sind sie allerdings häufig vor der Notärztin/dem Notarzt an der Einsatzstelle und gezwungen, die Patientinnen und Patienten bis zum Eintreffen des Arztes mit u.U. invasiven Maßnahmen notfallmedizinisch zu versorgen. Unter anderem fehlte es in dem Rettungsassistentengesetz an dieser Stelle an konkreten Regelungen, so dass Rettungsassistentinnen und Rettungsassistenten häufig in einer Grauzone agierten. Die Ausbildung zum Notfallsanitäter/zur Notfallsanitäterin, die seit dem 01.01.2014 das Berufsbild der Rettungsassistentin und des Rettungsassistenten ablöst, stellt nun neue Weichen in der notfallmedizinischen Versorgung. Die drei Jahre dauernde Ausbildung soll den Auszubildenden in Zukunft die notwendige berufliche Handlungskompetenz vermitteln, Notfallpatientinnen und -patienten mit deutlich mehr Eigenständigkeit und Handlungsspielraum auf hohem Niveau zu versorgen.

1.2 Ein neues Berufsbild in der EU: Der Notfallsanitäter und DQR/EQR

Mit Einführung des Notfallsanitätergesetzes gibt es im Rettungsdienst wesentliche Änderungen, so auch in der Verortung des Berufsbildes in die Berufsbildungslandschaft sowohl in Deutschland als auch in Europa. Eine Herausforderung in der Erstellung curricularer Vorgaben für die Ausbildung zum Notfallsanitäter und zur Notfallsanitäterin liegt in der Einordnung der Kompetenzen der neuen dreijährigen Ausbildung in den europäischen und in den nationalen Vergleich mit anderen Berufsgruppen, insbesondere innerhalb der Gesundheitsfachberufe. Für eine Verbesserung der Mobilität und der Vergleichbarkeit von Bildungsniveaus in Europa wurde mit dem Europäischen Qualifikationsrahmen (EQR) ein Instrument geschaffen, um nationale Referenzen zu entwickeln. Der EQR stellt die Grundlage für eine gemeinsame bildungspolitische Zusammenarbeit auf der gesamten EU-Ebene dar, welcher einen Bezug zur Entwicklung, Förderung und Aufrechterhaltung der Wissensbasis nach sich zieht. Hierbei wird mithilfe von acht Niveaustufen eine Transparenz und Vergleichbarkeit der Kompetenzen und Qualifikationen geschaffen. In diesen acht Niveaustufen werden die Grundlagen von den Lernergebnissen qualitativ definiert. »Ziel des EQRs ist die Verständigung auf einen allgemeinen bildungsbereichsübergreifenden Referenzrahmen auf europäischer Ebene« (KMK). Dies ermöglicht eine Gegenüberstellung sowohl nationaler als auch sektoraler Qualifikationen der Mitgliedstaaten. Kenntnisse, Fertigkeiten und Kompetenzen dienen dem EQR als Beschreibungskategorien für die Ausführung der Niveaustufen. Unter Kompetenzen werden in diesem Prozess die Handlungskompetenzen verstanden, insbesondere die Kompetenz der Verantwortung und Selbstständigkeit.

In Bezug zu dem EQR wurde 2013 der Deutsche Qualifikationsrahmen (DQR) eingeführt; dieser hat eine Probelaufzeit von fünf Jahren. Ebenso wie der EQR stellt der DQR eine gewisse Transparenz und Vergleichbarkeit auf nationaler Ebene sicher. Hierfür werden die Lernergebnisse der akademischen und beruflichen Bildung bildungsbereichsübergreifend dargestellt (vgl. Bundesministerium für Bildung und Forschung, 2013). Der DQR hat sowohl für die Lernenden, Berufstätigen, Unternehmen als auch für die Bildungseinrichtungen einen Nutzen. Das bestehende System der Zugangsberechtigung wird mit dem DQR nicht abgelöst, sondern dient vielmehr dazu, das Bildungssystem besser zu verstehen und handhabbarer zu machen. Ebenso stellt er eine orientierende Funktion für den Arbeitsmarkt dar. Unter anderem strebt der DQR folgende Ziele an:

- das deutsche Qualifikationssystem transparent zu machen,
- Verdeutlichung der Gleichwertigkeit von allgemeiner, beruflicher und hochschulischer Bildung sowie Weiterbildung,
- Verdeutlichung von Unterschieden der jeweiligen Qualifikationen,
- Chancenförderung in Deutschland und Europa sowie Verbesserung der Mobilität und

- Anerkennung auch von Ergebnissen des informellen Lernens (vgl. Bund-Länder-Koordinierungsstelle für den Deutschen Qualifikationsrahmen für lebenslanges Lernen, 2013).

Zur Veranschaulichung wird eine tabellarische Übersicht gegeben (▶Tab. 1), welche die Niveaus von Stufe 1–8 unter Berücksichtigung der für das jeweilige Niveau benötigten Qualifikationen darstellt.

Tab. 1: DQR und Einstufung des Rettungsassistenten und des Notfallsanitäters (in Anlehnung an: DQR Deutscher Qualifikationsrahmen für lebenslanges Lernen, Anlage (2013), S. 2)

Niveau	Qualifikation
1	Berufsausbildungsvorbereitung Maßnahmen der Arbeitsagentur (BvB) Berufsvorbereitungsjahr (BVJ)
2	Berufsausbildungsvorbereitung Maßnahmen der Arbeitsagentur (BvB) Berufsvorbereitungsjahr (BVJ) Einstiegsqualifizierung (EQ) Berufsfachschule (Berufliche Grundbildung)
3	Duale Berufsausbildung (2-jährige Ausbildungen) ← RettAss Berufsfachschule (Mittlerer Schulabschluss)
4	Duale Berufsausbildung (3- und 3½-jährige Ausbildungen) ← NotSan Berufsfachschule (Assistentenberufe) Berufsfachschule (vollqualifizierende Berufsausbildung nach BBiG/HwO)
5	IT-Spezialist (Zertifizierter)* Servicetechniker (Geprüfter)*
6	Bachelor Fachkaufmann (Geprüfter)* Fachschule (Staatlich Geprüfter …)* Fachwirt (Geprüfter)* Meister (Geprüfter)* Operativer Professional (IT) (Geprüfter)*
7	Master Strategischer Professional (IT) (Geprüfter)*
8	Promotion

*Weitere Qualifikationen der beruflichen Aufstiegsfortbildungen werden den verschiedenen Niveaus zugeordnet, nach dem im »Gemeinsamen Beschluss« beschriebenen Verfahren des DQRs.

Die Übersicht zeigt, dass die bisher ausgebildeten Rettungsassistentinnen und Rettungsassistenten mit zweijähriger Ausbildung auf dem Niveau 3 einzustufen sind, die neue dreijährige Ausbildung zum Notfallsanitäter und zur Notfallsanitäterin formal auf Niveau 4 eingeordnet werden kann. Niveau 4 des DQR besagt, dass die Absolventinnen und Absolventen »über Kompetenzen zur selbständigen

Planung und Bearbeitung von fachlicher Aufgabenstellungen in einem umfassenden, sich verändernden Lernbereich oder beruflichen Tätigkeitsfeld verfügen« (DQR Deutscher Qualifikationsrahmen für lebenslanges Lernen, Anlage (2013), S. 34). Diese Eingruppierung muss in den Kompetenzbeschreibungen eines Curriculums erkennbar und ableitbar sein.

1.2.1 DQR-Einstufung der Gesundheitsfachberufe

Martin Ohder

Die formale Zuordnung von Ausbildungen in die DQR-Stufen wurde durch das Expertenvotum zur zweiten Erarbeitungsphase des Deutschen Qualifikationsrahmens (2010) für den Bereich Gesundheit durch die AG Gesundheit beurteilt. Dabei kam die AG Gesundheit zu folgenden Ergebnissen:

- In vielen Ausbildungen im Gesundheitswesen finden sich kompetenz- und outputorientierte Curricula nur selten
- In Bezug auf die allgemein bildenden Abschlüsse mit einer Zuordnung der allgemeinen Hochschulreife zu Niveaustufe 5 wird eine Überbewertung gegenüber dualen oder fachschulischen Ausbildungen gesehen
- Eine Zuordnung z. B. der Physiotherapie auf Niveaustufe 4 kann im Vergleich zur allgemeinen Hochschulreife sowohl im Bereich Fachkompetenz als auch im Bereich Sozialkompetenz nicht nachvollzogen werden. Die Zuordnung der allgemeinen Hochschulreife zu Niveaustufe 5 wertet dadurch die dualen oder fachschulischen Ausbildungen ab.

Beispielhaft wurden durch die AG Gesundheit sowohl die Gesundheits- und Krankenpflegeausbildung als auch die Ausbildung zur Physiotherapeutin und zum Physiotherapeuten mehrheitlich der Niveaustufe 5 zugeordnet. Es wurden drei Beurteilungen vorgenommen. Die erste Beurteilung erfolgte anhand bundesweiter Regelungen (z. B. Krankenpflegegesetz). In dieser Überprüfung kam die AG Gesundheit zur Einstufung der Gesundheits- und Krankenpflegeausbildung auf Niveaustufe 4. In der zweiten Überprüfung wurde der Ausbildungsgang der Gesundheits- und Krankenpflege auf komplexe Inhalte hin analysiert und im Hinblick auf vertieftes, integratives fachtheoretisches und wissenschaftlich fundiertes Wissen auf Stufe 5 eingeschätzt. In der dritten Überprüfung wurde exemplarisch der bayrische Lehrplan analysiert. Die AG Gesundheit kam zu dem Ergebnis, dass die hier aufgeführten Anforderungen an eine Pflegekraft (z. B. Selbstständigkeit, Verantwortung und nach nicht klaren Vorgaben handeln zu müssen) nahe an Niveaustufe 6 heranreichen, jedoch nicht in allen Kompetenzbereichen. Ein ähnliches Ergebnis erzielte die Überprüfung bei der Ausbildung zur Physiotherapeutin und zum Physiotherapeuten, die im Hinblick auf die »Handlungskompetenz in einzelnen Aspekten bzw. in der Selbstkompetenz auch vollständig Stufe 6 zugeordnet werden« (BMBF, 2010, 36).

Die Ergebnisse der AG Gesundheit zeigen den Trend der Gesundheitsfachberufe, ein hohes Maß an Verantwortung zu übernehmen und unterstreichen den

Anspruch der Berufe an die Berufsausübung, in Situationen zu agieren, die nicht vollständig planbar sind und damit ein Handeln nach nicht klaren Vorgaben voraussetzen. Ein ähnliches Bild zeichnet sich für die zukünftigen Notfallsanitäter und Notfallsanitäterinnen ab. So wird die Einstufung der neuen Ausbildung ähnlich wie in Pflege- und Therapieberufen zu diskutieren sein und nicht formal auf Niveaustufe 4 reduziert bleiben können.

1.3 Demografischer Wandel und Notfallversorgung der Bevölkerung

Die Bevölkerungsstruktur Deutschlands steht einem wesentlichen Wandel gegenüber. Die Bevölkerung wird in den kommenden Jahren älter, die Anzahl der geborenen Kinder wird zunehmend geringer und die Gesellschaft vielfältiger. Nach Angaben des Statistischen Bundesamts sinkt die Gesamtbevölkerungszahl bis zum Jahr 2050 um 7 Millionen Menschen in Deutschland auf insgesamt circa 75 Millionen Einwohnerinnen und Einwohner. Diese demografische Entwicklung wird langfristig eine grundlegende Veränderung innerhalb Deutschlands herbeiführen. Ergebnisse der zehnten Bevölkerungsvorausschätzungen des Statistischen Bundesamtes von 2003 zeigen, dass sich der Anteil der unter 20-Jährigen von 21,3 % auf 16 % innerhalb der nächsten 50 Jahre verringert. Hingegen nimmt der Anteil der über 60-Jährigen in dieser Zeit exponentiell zu – von heute guten 23 % auf circa 37 % (vgl. Bundeszentrale für politische Bildung, 2006). Die Zusammensetzung der Bevölkerung wird demnach von einer Pyramide zu einer urnenähnlichen Form (vgl. Statistisches Bundesamt, 2009, S. 15 ff.). Diese Form entsteht bei einer sinkenden Geburtenzahlen und einem damit verbunden Bevölkerungsrückgang. Abbildung 2 zeigt den Altersaufbau der Bevölkerung Deutschlands aus den Jahren 1910, 1950, 2008 und die Vorausrechnung für das Jahr 2060 des Statistischen Bundesamts im Vergleich.

Des Weiteren kommt es im Hinblick auf die demografische Entwicklung auch zu einer steigenden Lebenserwartung und die Zahl der erwerbstätigen Personen in Deutschland wird bis zum Jahr 2040, im Vergleich zur momentanen Situation, um circa 15–30 % sinken. Es ist anzunehmen, dass diese gesellschaftlichen Veränderungen mit einem steigenden Einsatzaufkommen im Rettungsdienst und einem sich wandelnden Einsatzspektrum einhergehen werden. Mit zunehmendem Alter entstehen vermehrt Defizite des Herz-Kreislauf-Systems, der Körperkraft, des Hör- und Sehvermögens, der Beweglichkeit etc. Dies führt unter anderem zu einer Zunahme von Erkrankungen des Muskel-Skelett-Apparates, einem erhöhten Sturzrisiko im Alter sowie zu einem hohen Risiko, an Diabetes Typ 2 sowie an Herzkreislauferkrankungen zu leiden (vgl. Thiel & Burkhardt, 2012 Für die Zukunft bedeutet dies, dass durch den steigenden Anteil der älteren Menschen vermehrt die Hilfe des Rettungsdienstes in Anspruch genommen wird.

1 Einführung

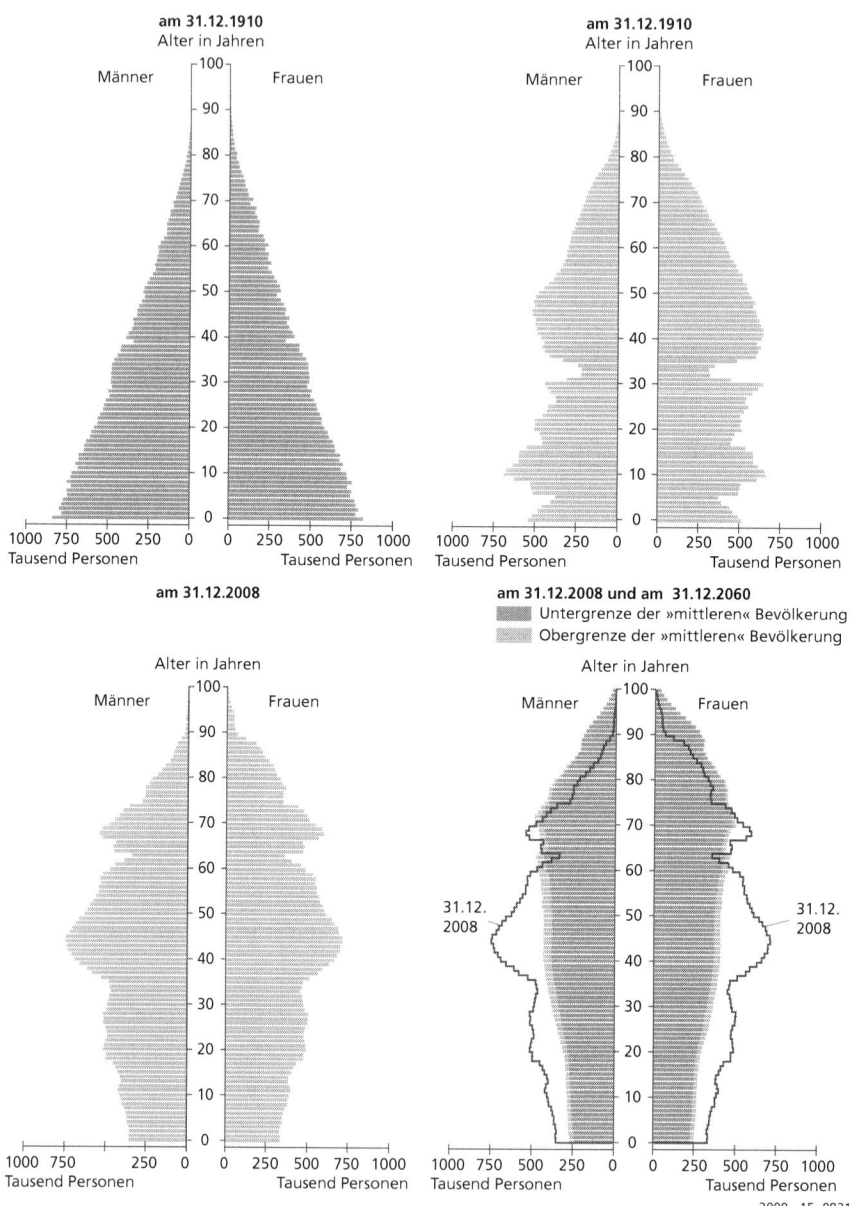

Abb. 2: Altersaufbau der Bevölkerung in Deutschland (Statistisches Bundesamt, 2009, S. 15) © Statistisches Bundesamt, Wiesbaden 2014

Der Rettungsdienst ist dabei ein wesentlicher Bestandteil der Notfallversorgung in Deutschland und hat die Gesundheitsvorsorge und Gefahrenabwehr zur Aufgabe. Die Qualität der Notfallversorgung ist elementar für die medizinische Betreuung der Patientinnen und Patienten. Des Weiteren hat jede Person ein

Anrecht auf eine qualifizierte, fachgerechte, hilfsfristorientierte und flächendeckende Behandlung im Notfall.

Dem Altern der Gesellschaft durch die steigende Lebenserwartung steht eine sinkende Anzahl der Erwerbstätigen mit Zunahme der älteren Bevölkerung und Rückgang der Geburtenrate gegenüber. Durch diese gegenläufigen Tendenzen werden immer weniger Beschäftigte im Gesundheitswesen eine immer größere Anzahl von Patientinnen und Patienten versorgen müssen. So steigt seit dem Jahr 2000 der Bedarf an Rettungsfachpersonal kontinuierlich an. Laut der Aussage des Statistischen Bundesamts waren 2011 rund 55 000 Menschen im Rettungsdienst beschäftigt, davon circa 12 000 Mitarbeiterinnen und Mitarbeiter in Teilzeit. Hierbei ist zu beachten, dass bei der benannten Anzahl keine Differenzierung in Rettungshelferinnen/Rettungshelfer, Rettungssanitäterinnen/Rettungssanitäter, Rettungsassistentinnen/Rettungsassistenten, ehrenamtlich Beschäftigte sowie studentische Aushilfe stattfindet (vgl. Niehues, 2014, S. 27). Wenn die Anzahl erwerbstätiger Personen und Schulabsolventinnen und -absolventen als potenzielle Berufseinsteiger im Rettungsdienst sinkt, ist künftig mit einem Mangel an Rettungsfachkräften zu rechnen. Verstärkt wird dieser Trend durch eine mögliche Abwanderung von Schulabsolventinnen und -absolventen in den Hochschulsektor. Insbesondere ländliche Teilgebiete stehen dem Problem der unzureichenden Versorgungsstruktur gegenüber. Verstärkt wird die Problematik durch die Ausdünnung anderer Gesundheitsleistungen besonders in ländlichen Gebieten. Unter anderem die Landarztproblematik führt oftmals dazu, dass ältere Menschen vermehrt auf den Rettungsdienst angewiesen sind. Die oben benannte Problemstellung ergibt sich aus der sogenannten »Landarztflucht« und aus dem Schließen von Arztpraxen aufgrund von Alter sowie fehlender Nachfolge durch junge Ärztinnen/Ärzte. Unter diesem Aspekt ist davon auszugehen, dass sich neben der Steigerung der Einsatzzahlen auch das rettungsdienstliche Einsatzspektrum verändern wird. Es wird neben den akuten Notfällen zunehmend, eine sich durch die Veränderung der gesundheitsbezogenen Infrastruktur ergebende, »Lotsenfunktion« des Rettungsdienstes im Gesundheitswesen geben. Soziale Brennpunktsituationen, durch psychische Störungen bedingte Indikationen und subakute Beschwerden, die bisher in den hausärztlichen Versorgungsbereich gefallen sind, werden verstärkt durch den Rettungsdienst gelöst werden müssen (vgl. Albrecht & Gutsche, 2010, S. 13).

Besonders vor dem Hintergrund des demografischen Wandels muss die notfallmedizinische Versorgung aller Menschen in Deutschland gesichert sowie Personalressourcen effektiver eingesetzt werden. Deshalb ist es wichtig, das Rettungsdienstpersonal so zu qualifizieren, dass ein eigenständiges, medizinisches Handeln an Patientinnen und Patienten mit Rechtssicherheit ausgeübt werden darf. Mit dem Notfallsanitätergesetz findet eine Modernisierung und inhaltliche Aufwertung des Berufsbildes statt. In Zukunft sollen Notfallsanitäter und Notfallsanitäterinnen einen großen Beitrag dazu leisten, eine zuverlässige und qualifizierte notfallmedizinische Versorgung in ganz Deutschland zu garantieren (vgl. Bundesministerium für Gesundheit, 2013, S. 1 f). Die dafür benötigten, im Vergleich zur Rettungsassistentenausbildung teilweise neuartigen Kompetenzen müssen in der Ausbildung abgebildet und vermittelt werden.

1 Einführung

Abbildung 3 gibt einen Überblick bezüglich der Herausforderungen und der Wirkung des demografischen Wandels.

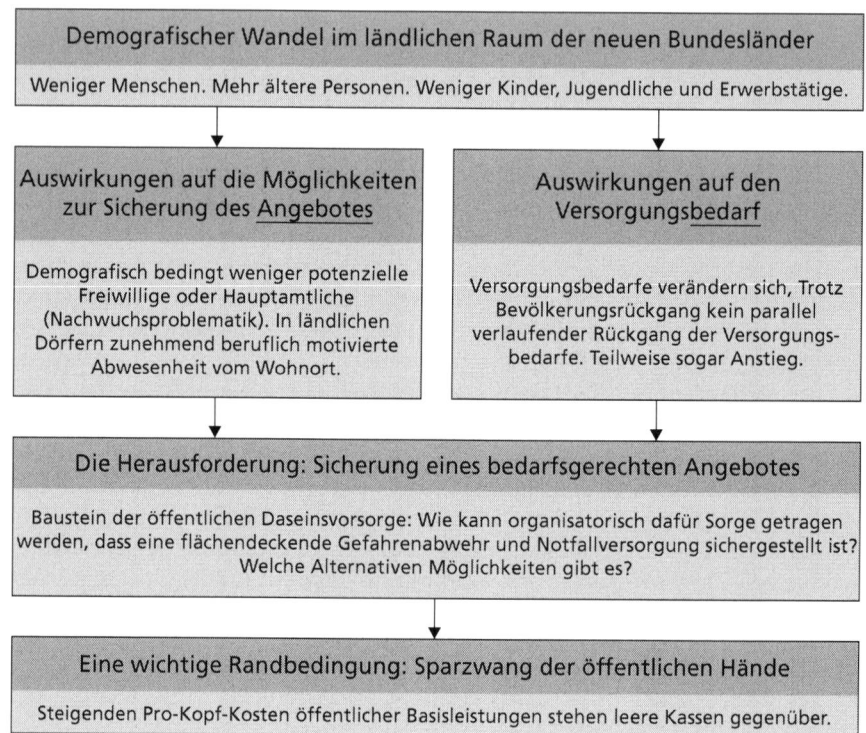

Abb. 3: Wirkungsmodell und Strukturierungshilfe (Albrecht & Gutsche, 2010)

1.4 Notfallsanitäter – Ein neues Berufsbild mit neuen Anforderungen

Bezogen auf die Ausbildung stellt das neue Berufsbild die Lehrkräfte an den Schulen, ebenso wie an die Praxisanleiterinnen und Praxisanleiter an den Ausbildungsorten Klinik und Rettungswache vor große Herausforderungen. Im Folgenden werden Aufgaben und Ziele näher erläutert.

1.4.1 Aufgaben und Ziele des Berufes

Die Einführung der Ausbildung zum Notfallsanitäter/zur Notfallsanitäterin ist eine Aufwertung der notfallmedizinischen Versorgungsstrukturen und eine Reaktion auf die modernen Anforderungen des deutschen Gesundheitssystems. Mit der derzeitigen Entwicklung der Bevölkerung (►Kap. 1.3) ist es essenziell, das künftige Rettungsdienstpersonal spezifisch auszubilden, ihnen in der Ausbildung Lernanlässe zum Erwerb von Handlungskompetenzen zu verschaffen und sie auf ein hoher Maß an eigenständigem Arbeiten vorzubereiten. Diesbezüglich sind an die Schulen und Einrichtungen der praktischen Ausbildung erstmalig definierte Qualitätsanforderungen gestellt. Die Ausbildungszeit wird auf drei Jahre ausgeweitet, die Schülerinnen und Schüler erhalten erstmalig eine Ausbildungsvergütung und müssen keine Schulgebühren bezahlen. Ziel ist es ebenfalls, dass der Notfallsanitäter/die Notfallsanitäterin medizinische Betreuung eigenverantwortlich durchführen kann sowie teamorientiert handelt.

Ausbildungsziele des Notfallsanitäter/der Notfallsanitäterin sind unter anderen:

- Erwerb von Kompetenzen, um kritischen Einsatzsituationen gerecht zu werden, inklusive der verantwortungsbewussten und situationsangepassten Durchführung invasiver Maßnahmen »um eine Verschlechterung der Situation der Patientinnen und Patienten bis zum Eintreffen der Notärztin oder des Notarztes [...] vorzubeugen« (Bundesrat, Drucksache 608/12, 2012, S. 5)
- Vermittlung und Lehre von rettungsdienstlichen, medizinischen und weiteren bezugswissenschaftlichen Erkenntnissen nach dem aktuellen Stand.
- Verbesserung der fachlichen, personalen, sozialen und methodischen Kompetenzen
- Berücksichtigung der situativen Einsatzbedingungen
- Mitberücksichtigung von Selbstständigkeit und Selbstbestimmung der Patienten sowie deren Lebenssituation und entsprechender Lebensphase (vgl. Bundesrat, Drucksache 608/12, 2012, S. 5)

Die in der Ausbildung zur Rettungsassistentin und zum Rettungsassistenten kaum durch geplante Lehr-Lern-Situationen geförderte Sozialkompetenz wird besonders in den Vordergrund gestellt. Sie ist die Schlüsselkompetenz zum team-

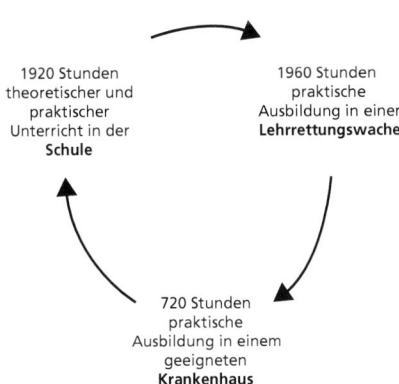

Abb. 4: Gliederung des Stundenumfangs der Ausbildung Notfallsanitäter nach der Ausbildungs- und Prüfungsverordnung für Notfallsanitäter und Notfallsanitäterinnen des Bundesrats.

orientierten Arbeiten vor, während und nach dem Einsatz. Für die Wahrnehmung des sozialen Umfelds an der Einsatzstelle, der Bedürfnisse der Patientin und des Patienten oder von Angehörigen sowie die Kooperation mit anderen Berufsgruppen ist diese Kompetenz unabdingbar.

Abbildung 4 zeigt den Stundenumfang des schulischen Anteils (sowohl theoretisch als auch praktisch), des praktischen Anteils an einer Lehrrettungswache und des praktischen Anteils an einem geeigneten Krankenhaus. Die verschiedenen Lernorte wechseln und treten im Ausbildungsverlauf sich wiederholend auf. In der Ausbildungs- und Prüfungsordnung werden die Ausbildungsinhalte des theoretischen und praktischen Unterrichts in zehn Themenbereiche unterteilt. Die Themenbereiche umfassen sowohl fachliche, soziale, personale und methodische Kompetenzen. Dabei werden Lehrenden knappe Anregungen zur Umsetzung im Unterricht gegeben, z.B. Frontalunterricht in Form einer Vorlesung, Gruppenreferate, Teamtrainings hin zu eigenständigem Lernen. Die Schülerinnen und Schüler sind hierdurch in der Lage »[...] anfallende Aufgaben zielorientiert, sachgerecht, methodengeleitet und selbstständig zu lösen sowie das Ergebnis zu beurteilen« (Bundesrat, Drucksache 728/13, 2013, S. 2).

Der theoretische und praktische Unterricht umfasst unter anderem folgende Themenbereiche:

1. »Notfallsituation bei Menschen aller Altersgruppen sowie Gefahrensituationen erkennen, erfassen und bewerten [...]
2. Rettungsdienstliche Maßnahmen und Maßnahmen der Gefahrenabwehr auswählen, durchführen und auswerten [...]
3. Kommunikation und Interaktion mit sowie Beratung von hilfesuchenden und hilfebedürftigen Menschen unter Berücksichtigung des jeweiligen Alters sowie soziologischer und psychologischer Aspekte [...]
4. Abläufe im Rettungsdienst strukturieren und Maßnahmen in Algorithmen und Einsatzkonzepte integrieren und anwenden [...]
5. Das Arbeiten im Rettungsdienst intern und interdisziplinär innerhalb vorhandener Strukturen organisieren [...]
6. Handeln im Rettungsdienst an Qualitätskriterien ausrichten, die an rechtlichen, wirtschaftlichen und ökologischen Rahmenbedingungen orientiert sind [...]
7. Bei der medizinischen Diagnostik und Therapie mitwirken, lebenserhaltende Maßnahmen und Maßnahmen zu Abwendung schwerer gesundheitlicher Schäden bis zum Eintreffen der Notärztin oder des Notarztes oder dem Beginn einer weiteren ärztlichen Versorgung durchführen [...]
8. Berufliches Selbstverständnis entwickeln und lernen, berufliche Anforderungen zu bewältigen [...]
9. Auf die Entwicklung des Notfallsanitäterberufs im gesellschaftlichen Kontext Einfluss nehmen [...]
10. In Gruppen und Teams zusammenarbeiten [...]« (Bundesrat, Drucksache 728/13, 2013, S. 17–22).

Die Notfallsanitäter und Notfallsanitäterinnen sind mit Abschluss der Ausbildung dazu befähigt, folgende Aufgaben eigenverantwortlich auszuüben:

a) »Feststellen und Erfassen der Lage am Einsatzort und unverzügliche Einleitung notwendiger allgemeiner Maßnahmen zur Gefahrenabwehr,
b) Beurteilen des Gesundheitszustandes von erkrankten und verletzten Personen, insbesondere Erkennen einer vitalen Bedrohung, Entscheiden über Notwendigkeit, eine Notärztin oder einen Notarzt, weiteres Personal, weitere Rettungsmittel oder sonstige ärztliche Hilfe nachzufordern, sowie Umsetzen der erforderlichen Maßnahmen,
c) Durchführen angemessener medizinischer Maßnahmen der Erstversorgung bei Patientinnen und Patienten im Notfalleinsatz und dabei Anwenden von in der Ausbildung erlernten und beherrschten, auch invasiven Maßnahmen, um einer Verschlechterung der Situation der Patientinnen und Patienten bis zum Eintreffen der Notärztin oder des Notarztes oder dem Beginn einer weiteren ärztlichen Versorgung vorzubeugen, wenn ein lebensgefährlicher Zustand vorliegt oder wesentliche Folgeschäden zu erwarten sind,
d) angemessenes Umgehen mit Menschen in Notfall- und Krisensituationen,
e) Herstellen und Sichern der Transportfähigkeit der Patientinnen und Patienten im Notfalleinsatz,
f) Auswählen des geeigneten Transportzielortes sowie Überwachen des medizinischen Zustands der Patientinnen und Patienten und seiner Entwicklung während des Transports,
g) sachgerechtes Übergeben der Patientinnen und Patienten in die ärztliche Weiterbehandlung einschließlich Beschreiben und Dokumentieren ihres medizinischen Zustandes und seiner Entwicklung,
h) Kommunizieren mit am Einsatz beteiligten oder zu beteiligenden Personen, Institutionen oder Behörden,
i) Durchführen von qualitätssichernden und organisatorischen Maßnahmen im Rettungsdienst sowie Dokumentieren der angewendeten notfallmedizinischen und einsatztaktischen Maßnahmen und
j) Sicherstellen der Einsatz- und Betriebsfähigkeit der Rettungsmittel einschließlich Beachten sowie Einhalten der Hygienevorschriften und rechtlichen Arbeits- und Unfallschutzvorschriften [...]« (Bundesrat, Drucksache 608/12, 2012, S. 5).

Folgende Aufgaben sind im Rahmen der Mitwirkung auszuführen:

a) »Assistieren bei der ärztlichen Notfall- und Akutversorgung von Patientinnen und Patienten im Notfalleinsatz,
b) eigenständiges Durchführen ärztlich veranlasster Maßnahmen bei Patientinnen und Patienten im Notfalleinsatz und
c) eigenständiges Durchführen von heilkundlichen Maßnahmen, die vom Ärztlichen Leiter Rettungsdienst oder entsprechend verantwortlichen Ärztinnen oder Ärzten bei bestimmten notfallmedizinischen Zustandsbildern und -situationen standardmäßig vorgegeben, überprüft und verantwortet werden« (Bundesrat, Drucksache 608/12, 2012, S. 5).

Die ausgebildeten Notfallsanitäter und Notfallsanitäterinnen sind in der Lage, patientenorientiert im Team mit anderen Berufsgruppen am Einsatzort zusammen zu agieren sowohl im individual-medizinischen Einzelfall, bei einem Großschadens- als auch bei einem Katastrophenfall.

Zusammenfassung

Im Rahmen der Gefahrenabwehr und der Gesundheitsvorsorge ist der Rettungsdienst ein wesentlicher Bestandteil der staatlichen Daseinsvorsorge. Notfallsanitäter und Notfallsanitäterinnen haben deshalb die Aufgabe, Menschen, die in medizinische Notlagen geraten sind, zu helfen. Hierbei arbeiten sie innerhalb von Notfallsituationen, in denen Personen aller Altersgruppen und Gefahrensituationen betroffen sind, mit. Sie ergreifen lebenserhaltende Maßnahmen und Maßnahmen zur Abwendung schwerer gesundheitlicher Schäden gemeinsam im Team. Vor allem bei Menschen, die sich in vital bedrohlichen Zuständen befinden, sind Notfallsanitäter und Notfallsanitäterinnen dazu gezwungen, Entscheidungen unter Zeitdruck zu treffen. Notfallsituationen unterliegen meist dynamischen Entwicklungen und stellen ersteintreffende Rettungsteams vor große Herausforderungen. Der (Not-)Ärztemangel einerseits sowie der demografische Wandel, aber auch die europäischen bildungspolitischen Entwicklungen bewegten die Politik zu einer längst überflüssigen Novellierung des Rettungsassistentengesetzes. Das Notfallsanitätergesetz (NotSanG) als Ausbildungsgesetz und die dazugehörige Ausbildungs- und Prüfungsverordnung für Notfallsanitäterinnen und Notfallsanitäter (NotSan-APrV) ergeben erhebliche Veränderungen im Ablauf der schulischen Ausbildung angehender Notfallsanitäterinnen und Notfallsanitäter. Das Ausbildungsziel, das durch den § 4 NotSanG geregelt ist, fordert von den Notfallsanitäterschulen, welchen die Gesamtverantwortung für die Organisation und Koordination des theoretischen und praktischen Unterrichts und der praktischen Ausbildung (vgl. § 5, Abs. 3 NotSanG) von Notfallsanitätern und Notfallsanitäterinnen unterliegt, dass die Ausbildung entsprechend dem allgemein anerkannten Stand rettungsdienstlicher, medizinischer und weiterer bezugswissenschaftlicher Erkenntnisse sowohl fachliche wie auch personale und soziale Kompetenzen, implizit methodischer Kompetenzen vermittelt (vgl. § 4, Abs. 1 NotSanG). Deshalb fließen neben bildungspolitischen und gesetzlichen Anforderungen genauso pädagogische bzw. (neuro-)didaktische Erkenntnisse über das Lernen in die Ausbildung der Notfallsanitäter und Notfallsanitäterinnen mit ein (vgl. Bundesrat, Drucksache 608/12, 2012, S. 5).

Literatur

Albrecht, M. & Gutsche, J.-M. Im Auftrag des Bundesministeriums des Innern (2010). Endbericht (Kurzfassung), Kurzexpertise: Auswirkungen des demografischen Wandels auf die Organisation der Gefahrenabwehr und Notfallrettung als Mindestleistung der öffentlichen Daseinsvorsorge. http://www.beauftragter-neue-laender.de/SharedDocs/¬

1.4 Notfallsanitäter – Ein neues Berufsbild mit neuen Anforderungen

Downloads/BODL/Themen/Demografie/expertise_gefahrenabwehr.pdf?__blob=publicationFile (aufgerufen am 04.04.2013).
Bundesministerium für Arbeit und Soziales (2013). Sozialbericht. http://www.bmas.de/SharedDocs/Downloads/DE/PDF-Publikationen/sozialbericht-2013.pdf?__blob=publicationFile (aufgerufen am 14.02. 2014).
Bundesministerium für Gesundheit (2013). Pressemitteilung Nr. 13: Bundestag beschließt Notfallsanitätergesetz.: http://www.bmg.bund.de/fileadmin/dateien/Pressemitteilungen/2013/2013_01/130301_PM_13_Notfallsanitaetergesetz_.pdf (aufgerufen am 14.02. 2014).
Bundesrat, Drucksache 608/12 (2012). Gesetzentwurf der Bundesregierung, Entwurf eines Gesetzes über den Beruf der Notfallsanitäterin und des Notfallsanitäters sowie Änderung weiterer Vorschriften. http://dipbt.bundestag.de/dip21/brd/2012/0608-12.pdf (aufgerufen am 14.02.2014).
Bundesrat, Drucksache 728/13 (2013). Verordnung des Bundesministeriums für Gesundheit, Ausbildungs- und Prüfungsverordnung für Notfallsanitäterinnen und Notfallsanitäter (NotSan-APrV). http://www.bundesrat.de/cln_320/nn_1934482/SharedDocs/Drucksachen/2013/0701-800/728-13,templateId=raw,property=publicationFile.pdf/728-13.pdf (aufgerufen am 14.02.2014).
Bundeszentrale für politische Bildung (2006). Herausforderung Alterssicherung. http://www.bpb.de/politik/innenpolitik/demografischer-wandel/75998/alterssicherung (aufgerufen am 14.02.2014).
Bund-Länder-Koordinierungsstelle für den Deutschen Qualifikationsrahmen für lebenslanges Lernen, Bundesministerium für Bildung und Forschung (2013). Handbuch zum Deutschen Qualifikationsrahmen: Struktur-Zuordnung-Verfahren-Zuständigkeiten. http://www.deutscherqualifikationsrahmen.de (aufgerufen am 14.02.2014).
Domres, B. & Lipp, R. (2000). Berufskunde, Organisation, Einsatztaktik, Arbeitsplatz Rettungsdienst. (2. Aufl.). Edewecht: Stumpf & Kossendey.
DQR Deutscher Qualifikationsrahmen für lebenslanges Lernen, Anlage (2013). http://www.kmk.org/fileadmin/pdf/PresseUndAktuelles/2013/131202_Anlage_Gemeinsamer_Beschluss-2_M3_.pdf (aufgerufen am 14.02.2014).
Europäische Kommission, Bildung und Kultur (2008). Der Europäische Qualifikationsrahmen für lebenslanges Lernen (EQR). http://www.deutscherqualifikationsrahmen.de/de/aktuelles/der-deutsche-qualifikationsrahmen-f%C3%BCr-lebenslanges_hgnieuyd.html?s=fF80TaH0hyqTVrTr (aufgerufen am 14.02.2014).
http://www.deutscherqualifikationsrahmen.de/de/expertenvoten/expertenvotum-zur-zweiten-erarbeitungsphase-des-dq_gmelt2ej.html (aufgerufen am 15.03.2014).
Niehues, D. (2014). Der Notfallsanitäter: Einsatzroutine als Qualitätsparameter. Rettungsdienst, 37 (1), 26–33.
Nößler, D. (2012). Notfallsanitäter: Rettung für den Rettungsdienst. Ärzte Zeitung. http://www.aerztezeitung.de/politik_gesellschaft/article/823546/notfallsanitaeter-rettung-rettungsdienst.html (aufgerufen am 14.02.2014).
Online112 (2013). Geschichte Rettungsdienst. http://www.online112.cms4people.de/41.html (aufgerufen am 14.02.2014).
Ständige Konferenz der Kultusminister der Länder in der Bundesrepublik Deutschland (KMK). Europäischer Qualifikationsrahmen. http://www.kmk.org/internationales/zusammenarbeit-im-rahmen-der-europaeischen-union/europaeischer-deutscher-qualifikationsrahmen.html (aufgerufen am 04.04.2014).
Statistisches Bundesamt (2009). Bevölkerung Deutschlands bis 2060: 12. Koordinierte Bevölkerungsvorausberechnung. https://www.destatis.de/DE/Publikationen/Thematisch/Bevoelkerung/VorausberechnungBevoelkerung/BevoelkerungDeutschland2060Presse5124204099004.pdf?__blob=publicationFile (aufgerufen am 14.02.2014).
Thiel, B. & Burkhardt, S. (2012). Demografischer Wandel – Auswirkungen für die Feuerwehr?!. http://www.unfallkasse-nrw.de/fileadmin/server/download/Feuerwehr/Allgemein/SFF_2012/SFF_Thiel-Burkh_Demografie.pdf (aufgerufen am 14.02.2014).
VorausberechnungBevoelkerung/BevoelkerungDeutschland2060Presse5124204099004.pdf?__blob=publicationFile (aufgerufen am 14.02.2014).

2 Pädagogischer Begründungsrahmen

2.1 Berufspädagogische und didaktische Grundlagen

Matthias Ziegler

2.1.1 Diagnose der Ausgangssituation

Die staatlich anerkannten Notfallsanitäterschulen und deren lehrende Dozentinnen und Dozenten sind angehalten, die Umsetzung der Unterrichtsplanung, der Unterrichtsgestaltung sowie den Unterrichtsverlauf neu zu überdenken. Deshalb versteht sich dieser Teil des Curriculums als pädagogischer Begründungrahmen für einen Paradigmenwechsel in der Ausbildung von Rettungsdienstpersonal. Es soll den Leserinnen und Lesern, insbesondere die lehrenden Dozentinnen und Dozenten sowie Verantwortlichen in der Ausbildung von Notfallsanitätern und Notfallsanitäterinnen, dazu motivieren, diesen *Paradigmenwechsel* aktiv mitzugestalten.

2.1.2 Bildungsauftrag der Berufsschulen und Didaktische Grundsätze der KMK 2011

Die Handreichung für die Erarbeitung von Rahmenlehrplänen der Kultusministerkonferenz für den berufsbezogenen Unterricht in der Berufsschule und ihre Abstimmung mit Ausbildungsordnungen des Bundes für anerkannte Ausbildungsberufe (kurz KMK) stellt in ihrer letzten Fassung vom 23. September 2011 eine maßgebliche Grundlage für den Aufbau dieses Spiralcurriculums dar. Die KMK legt mit ihrer Handreichung die berufspädagogische Herangehensweise fest, indem sie die Rahmenbedingungen für Rahmenlehrpläne vorgibt. In dieser sind neben dem Lernfeld-Konzept, nachdem dieses Curriculum aufgebaut ist, sowohl der Bildungsauftrag der Berufsschulen als auch die didaktischen Grundsätze für anerkannte Ausbildungsberufe definiert (vgl. KMK, 2011, S. 14).

Die KMK beschreibt in Teil II »Bildungsauftrag der Berufsschule«, »[...] dass Berufsschule und Ausbildungsbetriebe in der dualen Berufsausbildung einen gemeinsamen Bildungsauftrag erfüllen. Aufgabe der Berufsschule ist es, den Schülern und Schülerinnen berufsbezogene und berufsübergreifende Handlungskompetenz zu vermitteln. ›Schülerinnen und Schüler sind demnach dazu zu befähigen, neben der spezifischen Aufgabe ihres Berufes, sowohl ihre Arbeitswelt als auch die Gesellschaft sozial-, ökonomisch- und ökologisch-verantwortlich mit zu gestalten‹« (KMK, 2011, S. 14).

Um dies zu gewährleisten, schließt die KMK die Förderung der Kompetenzen der jungen Menschen

- zur persönlichen und strukturellen Reflexion,
- zum lebensbegleitenden Lernen,
- zur beruflichen sowie individuellen Flexibilität und Mobilität im Hinblick auf das Zusammenwachsen Europas mit ein (vgl. KMK, 2011, S. 14).

Berufsschulen wird deshalb empfohlen, ihren Bildungsauftrag so zu erfüllen, dass sie in ihren Lehrplänen ein differenziertes Bildungsangebot gewährleisten (vgl. KMK, 2011, S. 14 ff.), das:

- »in didaktischen Planungen für das Schuljahr mit der betrieblichen Ausbildung abgestimmte handlungsorientierte Lernarrangements entwickelt,
- einen inklusiven Unterricht mit entsprechender individueller Förderung vor dem Hintergrund unterschiedlicher Erfahrungen, Fähigkeiten und Begabungen aller Schüler und Schülerinnen ermöglicht,
- für Gesunderhaltung sowie spezifische Unfallgefahren in Beruf, für Privatleben und Gesellschaft sensibilisiert,
- Perspektiven unterschiedlicher Formen von Beschäftigung einschließlich unternehmerischer Selbstständigkeit aufzeigt, um eine selbstverantwortliche Berufs- und Lebensplanung zu unterstützen,
- an den relevanten wissenschaftlichen Erkenntnissen und Ergebnissen im Hinblick auf Kompetenzentwicklung und Kompetenzfeststellung ausgerichtet ist.

Um dem Bildungsauftrag der Berufsschule zu entsprechen, werden die jungen Menschen zu selbstständigem Planen, Durchführen und Beurteilen von Arbeitsaufgaben im Rahmen ihrer Berufstätigkeit befähigt. Lernen in der Berufsschule zielt auf die Entwicklung einer umfassenden Handlungskompetenz. Mit der didaktisch begründeten praktischen Umsetzung – zumindest aber der gedanklichen Durchdringung – aller Phasen einer beruflichen Handlung in Lernsituationen wird dabei Lernen in und aus der Arbeit vollzogen« (KMK, 2011, S. 17).

Wenn bisher an den einzelnen Rettungsdienstschulen in Baden-Württemberg Rettungsdienstpersonal ausgebildet wurde, war die Planung und Durchführung von Unterrichten sowohl fachsystematisch als auch lernzielorientiert. Die lehrenden Dozentinnen und Dozenten sahen sich aufgrund der vorgegebenen Lehrpläne und ihres Fachwissens dazu in der Lage, einzelne Themengebiete (wie z. B. Anatomie, Physiologie, Pathophysiologie, Herz-Kreislauf-System etc.) medizinisch-fachlich so aufzubereiten und zu unterrichten, dass das jeweilige Themengebiet am Ende vollständig abgearbeitet war. Man war der Überzeugung, dass ein einheitliches Lernziel bei allen Auszubildenden gleichermaßen erreicht werden konnte. Vor allem im Bereich der Rettungsassistentenausbildung führte dies letzten Endes dazu, dass Unmengen an theoretischen Grundlagen vermittelt wurden, die aber häufig wenig Relevanz für die spätere berufliche Handlungsfähigkeit der

Rettungsassistentinnen und Rettungsassistenten hatte. Es wurde viel träges Wissen vermittelt. Träges Wissen wird hier als theoriegeleitetes Wissen verstanden, das aber kaum einen beruflichen Praxisbezug aufweist. Es »[...] beinhaltet keine Transferpotenziale, es befähigt kaum zur eigenständigen Problemlösung« (Siebert, 2005, S. 35). Kritisch betrachtet war die Ausbildung so konzipiert, dass sie in erster Linie als Vorbereitung auf die staatlichen Prüfungen diente – nicht aber auf die darauf folgende Berufsrealität. Das spiegelte sich sowohl in der Herangehensweise im Unterrichtsablauf in Form eines überwiegenden Frontalunterrichts und lehrerorientierter Unterrichtsweise als auch im passiven Lernverhalten der Auszubildenden wider. Um dieser Tatsache Abhilfe zu schaffen, gibt die Handreichung der KMK in ihrem dritten Teil »Didaktische Grundsätze« einige nach lerntheoretischen und didaktischen Erkenntnissen aufbereitete Orientierungspunkte, die in der Planung und Umsetzung von handlungsorientiertem Unterricht für Lernarrangements zu berücksichtigen sind (vgl. KMK, 2011, S. 17):

- »Didaktische Bezugspunkte sind Situationen, die für die Berufsausübung bedeutsam sind.
- Lernen vollzieht sich in vollständigen Handlungen, möglichst selbst ausgeführt oder zumindest gedanklich nachvollzogen.
- Handlungen fördern das ganzheitliche Erfassen der beruflichen Wirklichkeit, zum Beispiel technische, sicherheitstechnische, ökonomische, rechtliche, ökologische, soziale Aspekte.
- Handlungen greifen die Erfahrungen der Lernenden auf und reflektieren sie in Bezug auf ihre gesellschaftlichen Auswirkungen.
- Handlungen berücksichtigen auch soziale Prozesse, zum Beispiel die Interessenerklärung oder die Konfliktbewältigung, sowie unterschiedliche Perspektiven der Berufs- und Lebensplanung« (KMK, 2011, S. 17).

Um diese didaktischen Grundsätze wissenschaftlich zu untermauern, wird in den nachfolgenden Teilen mittels systemischer Betrachtungsweisen, insbesondere dem pädagogischen Konstruktivismus sowie einigen Aspekten der »neueren« Erkenntnisse über das Lernen versucht zu erörtern, wie dieser Paradigmenwechsel zu Stande kommt.

2.1.3 Pädagogische Perspektiven des Konstruktivismus

Die Erkenntnis, dass die Wirklichkeit beobachtungsabhängig ist, ist nicht nur Physikern wie Heisenberg, Einstein und anderen zu verdenken, sie ist vor allem der gemeinsame Nenner der verschiedenen Autoren des Konstruktivismus (vgl. Siebert, 2005, S. 8–11). »Der Diskurs rund um das Thema des Konstruktivismus ist seit einiger Zeit auch in den Bereichen von Pädagogik und Didaktik von Bedeutung« (Feller, 2014, S. 57). So wird der Konstruktivismus von dessen Autoren als eine philosophische Lern- und Erkenntnistheorie beschrieben. Der deutsche Ökonom und Hochschullehrer, Prof. em. Dr. Horst Siebert, beschreibt die Kernthese des Konstruktivismus wie folgt:

> »Die Kernthese des Konstruktivismus lautet: Menschen sind autopoietische, selbstreferenzielle, operational geschlossene Systeme. Die äußere Realität ist uns sensorisch und kognitiv unzugänglich. Wir sind mit der Umwelt lediglich strukturell gekoppelt, d.h. wir wandeln Impulse von außen in unserem Nervensystem ›strukturdeterminiert‹, d.h. auf der Grundlage biografisch geprägter psycho-physischer kognitiver und emotionaler Strukturen, um. Die so erzeugte Wirklichkeit ist keine Präsentation, keine Abbildung der Außenwelt, sondern eine funktionale, viable Konstruktion, die von anderen Menschen geteilt wird und die sich biografisch und gattungsgeschichtlich als lebensdienlich erwiesen hat. Mensch als selbst gesteuerte ›Systeme‹ können von der Umwelt nicht determiniert, sondern allenfalls perturbiert, d.h., ›gestört‹ und angeregt werden« (Siebert, 2005, S. 11).

Um sich dieser Kernthese zu nähern, scheint es hier sinnvoll, auf einige Begrifflichkeiten näher einzugehen (vgl. Siebert, 2005, S. 139–142):

Selbstreferenz:
»Das gesamte Nervensystem beobachtet ja nur die wechselnden Zustände des eigenen Organismus und nichts, was außerhalb stattfindet« (Luhmann, 1990; zitiert nach Siebert, 2005, S. 142).
»Beobachten, Erkennen und Lernen sind selbst referenzielle, rekursive Prozesse. Was neu oder interessant ist, gilt immer nur für uns und in Relation zu unserem Wissen [...]« (Siebert, 2005, S. 142).

Strukturdeterminiertheit:
»Denken und Lernen werden nicht von außen determiniert (also bestimmt bzw. festgelegt), sondern durch die vorhandenen kognitiven und emotionalen Strukturen. Wir lernen das, was in diesen Rahmen passt, was uns zugänglich ist. Menschen ›interagieren mit ihren eigenen Zuständen‹, d.h.: Menschen vergleichen neues Wissen mit vorhandenem Wissen, beziehen neue Erfahrungen auf frühere Erfahrungen« (Siebert, 2005, S. 142).

Autopoiesis:
»Griechisch: autos + poiein = Selbsterhaltung. Als strukturdeterminierte Systeme sind wir von außen prinzipiell nicht gezielt beeinflussbar, sondern reagieren immer im Sinne der eigenen Struktur« (Maturana, 1996; zitiert nach Siebert, 2005, S. 139).
»Die Selbstorganisation lebender Systeme dient dem Überleben und der Fortpflanzung [...]« (Matuana & Varela, 1987; zitiert nach Siebert, 2005, S. 139).

Perturbation:
Lateinisch: perturbare – verwirren, in Unordnung bringen (vgl. Feller, 2014, S. 50).
»Neue Situationen und Umgebungen können zu Perturbationen, d.h. zu Störungen, führen Dabei determiniert oder instruiert die Umwelt nicht das auto-

poietische System, sondern löst Veränderungen aus. Ein Wandel wird ›zwar von dem perturbierenden Agens hervorgerufen, aber von der Struktur des perturbierten Systems determiniert‹« (Maturana & Varela, 1987; zitiert nach Siebert, 2005, S. 141).

»Auch Lehren und neues Wissen können als Perturbationen und Irritationen verstanden werden« (Siebert, 2005, S. 142).

Viabilität:
»Wahrnehmen, Denken, Lernen sind ›lebensdienlich‹; sie ermöglichen es, sich in der Welt zu orientieren und ›erfolgreich‹ zu handeln. ›Viabel‹ heißt gangbar, passend, brauchbar, funktional. Handlungen, Begriffe und begriffliche Operationen sind dann viabel, wenn sie zu den Zwecken oder Beschreibungen passen, für die wir sie benutzen. Nach konstruktivistischer Denkweise ersetzt der Begriff der Viabilität im Bereich der Erfahrung den traditionellen philosophischen Wahrheitsbegriff, der eine ›korrekte‹ Abbildung der Realität bestimmt. […]« (von Glaserfeld, 1997; zitiert nach Siebert, 2005, S. 143)

Festzuhalten ist, dass der Konstruktivismus keine eigene Wissenschaftstheorie darstellt, sondern seinen Ursprung in verschiedenen Wissenschaftsgebieten (z. B. Neurobiologie, Kognitionstheorien, Kommunikationstheorien, Linguistik, Systemtheorie, symbolischer Interaktionismus u. v. m.) findet. Er kann als interdisziplinäre oder transdisziplinäre Erkenntnistheorie gesehen werden (vgl. Siebert, 2005, S. 11). Der Konstruktivismus sollte deshalb als Beitrag zu einem Paradigmenwechsel, nämlich zur Wende von einer normativen zu einer interpretativen Weltanschauung beitragen (vgl. Siebert, 2005, S. 20). Pädagogisch betrachtet ist der Konstruktivismus ein »realanthropologischer« Beitrag, der beschreibt, wie Menschen denken, nicht, was sie denken sollen (vgl. Siebert, 2005, S. 138). »Die pädagogische Botschaft des Konstruktivismus lautet: Menschen sind lernfähig und lernwillig, aber meist nicht so und nicht dann, wenn andere es wollen, sondern wie sie selber es für richtig halten« (Siebert, 2005, S. 138).

2.1.4 (Neuro-)Didaktische Vorschläge für gehirngerechtes Lernen

»Lernen ist ein völlig natürlicher, selbstorganisierter Prozess, der Mensch hilft sich in der Welt so gut wie möglich zurechtzufinden. Was gelernt werden muss, wird von der Gesellschaft definiert und in Lehrplänen niedergeschrieben« (Herold, 2013, S. 21–22). Aufgabe der Lehrenden ist es hierbei, die Lernpakete so zu schnüren, dass sie in didaktisch-methodisch-inhaltlich-pädagogisch aufbereitete Unterrichtssequenzen passen (vgl. Herold, 2013, S. 22). Das, was gelernt werden und wie es gelernt werden muss, scheint somit aufgearbeitet, hängt aber neben den vorgegebenen Lehrplänen vor allem mit der Denkstruktur des Lehrenden zusammen, die vor allem von den Erfahrungen und dem Wissen der lehrenden Akteure abhängt (vgl. Herold, 2013, S. 23). »Es ist ein Netzwerk aus Bildern, Assoziationen, Begriffen und Vorstellungen, Emotionen und Befindlichkeiten, das sich aufgrund unterschiedlicher Sozialisation, unterschiedlichen Erfahrungen und Qualifizierungen auf individuelle Weise ausbildet« (Herold, 2013, S. 23). Diese Denkstrukturen resultieren aus allen Erfahrungen, die emotional, körperlich und kognitiv gemacht wurden. Passen sie mit den Strukturen der Lernenden überein, wird dem Lehrenden das Gefühl vermittelt, guten Unterricht gemacht zu haben (vgl. Herold, 2013, S. 22). Stimmen sie aber nicht überein, wird der Lehrende von faulen oder gar dummen Schülern sprechen.

»Lernen ist in höchstem Maß individuell und nicht die Reaktion auf Lehren« (Herold, 2013, S. 24) – diese Tatsache beinhaltet, dass Lehrende nicht nur ein Verständnis über das WAS und WIE unterrichten sollen, sondern ihr Augenmerk vor allem darauf legen müssen, WER unterrichtet werden soll (vgl. Herold, 2013, S. 22 ff). Das bedeutet, dass Lehrende neben fachlichem Wissen und dem Wissen über ihr Handwerkszeug zur Unterrichtsplanung, der didaktischen Reduktion und der Ressourcenplanung für die Gestaltung ihres Unterrichts, die individuell kognitiven sowie emotionalen und körperlichen Voraussetzungen ihrer Schülerinnen/Schüler bzw. Auszubildenden mit berücksichtigen sollten. Lernen hat immer etwas mit einer hohen Eigenverantwortlichkeit zu tun und findet im Gehirn des Einzelnen statt. Systemisch-konstruktivistisch gesehen kann Vermittlung von Wissen, Fähigkeiten und Fertigkeiten an sich niemals stattfinden, sondern baut auf den gegebenen Vorerfahrungen des individuell Lernenden auf – nur sie selbst entscheiden, was gelernt wird und was nicht. Zum Lernverständnis werden hier vier Kernthesen und daraus resultierende Konsequenzen, die aus dem »Konzept des selbstorganisierten Lernens in Schule und Beruf« entnommen wurden, zit.:

Vier Kernthesen zum Lernverständnis:

- »Das Gehirn lernt ständig.
- Lernen ist die Anpassung natürlicher, selbstorganisierter Systeme an ihre Umwelt.
- Lernen ist die Veränderung beim Gebrauch.
- Lernen ist ein Konstruktionsprozess.

Drei wesentliche Konsequenzen dieser Aussagen sind:

- Ein synchronisiertes Lernen ist nicht möglich.
- Wissen kann nicht vom Lehrer vermittelt, sondern nur vom Schüler selbst erworben werden.
- Lernprozesse sind nicht steuerbar, aber gestaltbar, wenn man die Prinzipien selbst organisierter, natürlich lernender Systeme beachtet« (Herold, 2013, S. 102).

Wenn Wissen nicht übertragbar ist, sondern in den Gehirnen eines jeden Lernenden neu geschaffen werden muss, und diese Wissensaneignung auf Rahmenbedingungen beruht, dessen Faktoren unbewusst ablaufen und schwer beeinflussbar sind, ist es dann überhaupt möglich, durch erfolgreiche Lernarrangements neues Wissen individuell zu erzeugen? Hier gibt die Neurodidaktik einige Faktoren wieder, die beim Lehren und Lernen eine wichtige Rolle spielen (vgl. Roth, 2004, S. 58; 62). Diese Faktoren sind unter anderem:

1. »Die Motiviertheit und Glaubhaftigkeit des Lehrenden,
2. die individuellen kognitiven und emotionalen Lernvoraussetzungen der Schüler,
3. die allgemeine Motiviertheit und Lernbereitschaft der Schüler,
4. die spezielle Motiviertheit der Schüler für einen bestimmten Stoff, Vorwissen und der aktuelle emotionale Zustand,
5. der spezifische Lehr- und Lernkontext« (Roth, 2004, S. 62).

Motivation und Emotion scheinen hierbei wichtige Schlüsselbegriffe zu sein. Kurz angerissen, kann Wissensaneignung nur in solchen Lehr-/Lernarrangements erfolgreich stattfinden, wo eine gewisse Bedürfnisorientierung stattfindet. Bedürfnisse können sowohl körperlicher als auch psychischer Natur sein. Zusammengefasst geht es bei den psychischen Bedürfnissen (vgl. Grawe, 2004, Deci & Ryan, 1993; zitiert nach Herold, 2013, S. 71 ff.) um:

- Orientierung und Kontrolle bzw. Autonomie (*Eigenständigkeit*),
- dem Bedürfnis nach Bindung (*Eingebundensein*) und
- dem Bedürfnis nach Selbstwerterhöhung/-schutz bzw. Kompetenz/Wirksamkeit (*Erfolg*).

Diese drei Grundbedürfnisse können noch um das Bedürfnis nach Unlustvermeidung bzw. Lustgewinn ergänzt werden. Die Bedürfnisse wirken nicht isoliert, sondern sie spielen zusammen. Sie dienen der Selbsterhaltung des Individuums. Motivation ist direkt an Bedürfniserfüllung gekoppelt (vgl. Grawe, 2004, Deci & Ryan, 1993; zitiert nach Herold, 2013, S. 71 ff.).

Eine Notfallsanitäterschule, die ihren Lehrplan so aufbaut, dass sich ihre Auszubildenden in Form des Lernfeldunterrichts die anzustrebenden Handlungskompetenzen aneignen können, muss dafür Sorge tragen, dass es den Auszubildenden ermöglicht wird, nachhaltig zu lernen. Das Curriculum zur Ausbildung von Notfallsanitätern und Notfallsanitäterinnen ist deshalb spiralcurricular aufgebaut. Wichtig erscheint hier zu erwähnen, dass nachhaltiges Lernen nur dort erfolgen kann, wo jede Auszubildende und jeder Auszubildende selbst entdeckt, was *anschlussfähig* an die eigene Lernbiografie ist. Wissen muss anschlussfähig sein und deshalb sollten neben den oben erwähnten Indikatoren der Motivation bzw. der Emotion beim Lernprozess auch die kognitiven Kompetenzen berücksichtigt werden. Lernhilfen, Lernberatungen, Lernübungen sowie metakognitive Prozesse bieten hierbei wichtige Impulse für die Selbstlernfähigkeit der Auszubildenden (vgl. Siebert, 2005, S. 37). Nachhaltig gelernt wird dort, wo diverse Faktoren beachtet werden. Diese Faktoren umfassen folgende Punkte:

- »Bedeutsamkeit des Themas
- Praxisrelevanz
- Anschlussfähigkeit

- Flow-Gefühl
- Vielfalt der Lernwege
- Angenehme Lernatmosphäre
- Metakognitive Reflexion« (Siebert, 2005, S. 37)

Zusammenfassung

Kompetenz- und Wissenserwerb dienen in der heutigen Zeit vor allem der Komplexitätsreduktion. Was als komplex wahrgenommen wird, hängt vor allem mit dem Grad der Vorerfahrung des Einzelnen zusammen. Im Vergleich zu anderen Ausbildungsberufen scheint das Berufsbild des Notfallsanitäters/der Notfallsanitäterin in besonderer Weise komplex: So muss der Notfallsanitäter/die Notfallsanitäterin unter enormen Zeitdruck Entscheidungen treffen, die für das weitere Leben eines hilfsbedürftigen, erkrankten oder verletzten Menschen weitreichende Folgen haben können. Hinzu kommen häufig widrige Umstände aller Art, der Umgang mit verschiedenster Patientenklientel und die Tatsache einer eher steigenden Arbeitsbelastung.

Nicht nur der demografische Wandel, sondern eine rasche Weiterentwicklung der Technik, der Qualitätsanforderungen und nicht zuletzt der Notfallmedizin an sich zwingen Berufstätige im Rettungsdienst heute schon zur ständigen Weiterbildung. Diese und einige weitere Gesichtspunkte stellen die Notfallsanitäterschulen und die lehrenden Dozentinnen und Dozenten nun vor die ernstzunehmende Herausforderung, die geforderte Vermittlung von Handlungskompetenz mithilfe dieses Spiralcurriculums und dem dazugehörigen Lernfeldkonzept unter Berücksichtigung der neueren didaktischen Betrachtungsweisen in die Realität umzusetzen.

Diese neueren Denkweisen bzw. Erkenntnistheorien rund um den pädagogischen Konstruktivismus können ihrerseits ebenso als hoch komplex angesehen werden. Um diesen Komplexitätsgrad zu reduzieren, gibt es nur einen Lösungsweg: Man muss sich zur Expertin/zum Experten machen. Das bedeutet, dass sich die lehrenden Dozentinnen und Dozenten sowie institutionell gesehen die Notfallsanitäterschulen selbst auf das »Schiff des lebenslangen Lernens« begeben müssen.

Literatur

Feller A. (2014). Der radikale Konstruktivismus. In V. Reinhardt (Hrsg.), *Bildung, Lernen, Partizipation. Ein Lehr- und Studienbuch*, unveröffentlichtes Manuskript.
Herold, C. & Herold M. (2013). *Selbstorganisiertes Lernen in Schule und Beruf. Gestaltung wirksamer und nachhaltiger Lernumgebungen*. (2. Aufl.). Weinheim: Beltz.
Roth, G. (2004). Warum sind Lehren und Lernen so schwierig?. *Zeitschrift für Pädagogik, 50* (4), 496–450.
Hermann, U. (2009.). *Neurodidaktik. Grundlagen und Vorschläge für gehirngerechtes Lehren und Lernen*. Weinheim: Beltz.
Siebert, H. (2005). *Pädagogischer Konstruktivismus. Lernzentrierte Pädagogik in Schule und Erwachsenenbildung*. (3. Aufl.). Weinheim: Beltz.

Andere Quellen:
Sekretariat der Kultusministerkonferenz (2011). *Referat Berufliche Bildung, Weiterbildung und Sport. Handreichung für die Erarbeitung von Rahmenlehrplänen der Kultusministerkonferenz für den berufsbezogenen Unterricht in der Berufsschule und ihre Abstimmung mit Ausbildungsordnungen des Bundes für anerkannte Ausbildungsberufe.* Berlin.
Gesetz über den Beruf der Notfallsanitäterin und des Notfallsanitäters (Notfallsanitätergesetz – NotSanG).

2.2 Berufliche Ausbildung im Lernfeldkonzept

Heike Heinrich

2.2.1 Die vollständige Handlung

In der Berufsausbildung geht es darum, lebensreale Anforderungen nach aktuellem wissenschaftlichen Stand zu bewältigen. In der schulischen und betrieblichen Ausbildung soll daher die Entwicklung von Kompetenzen zielgerecht gefördert werden. In der Handreichung der Kultusministerkonferenz (2011) wird der Bildungsauftrag beschrieben: Die Schülerinnen und Schüler lösen selbstständig Arbeitsaufgaben aus ihrer Berufstätigkeit. Dabei werden sie befähigt, selbstständig zu planen, durchzuführen und ihr Handeln zu beurteilen. Folglich ergibt sich der handlungsorientierte Unterricht im Rahmen von Lernfeldern. Diese beinhalten Lernsituationen, in denen die Schülerinnen und Schüler Aufgaben bewältigen, die für ihre Berufsausbildung wichtig sind. Dies erfolgt durch die vollständige Handlung, mit der auch das ganzheitliche Erfassen der beruflichen Wirklichkeit ermöglicht wird (vgl. Zlatkin-Troitschankaia et al., 2009). Die vollständige Handlung umfasst das »Informieren, Planen, Entscheiden, Ausführen, Kontrollieren und Reflektieren« (Niedersächsisches Kultusministerium, 2011, S. 4). Die Handlungsphasen entsprechen der schulischen Ausbildung und nicht der beruflichen Tätigkeit. Dies wird insbesondere bei der Information, auch Analyse genannt, aber auch der Planung deutlich. In der Phase des Informierens erfassen die Schülerinnen und Schüler die komplexe Aufgabenstellung. Die Lehrkraft vereinbart mit der Klasse das Unterrichtsziel, da curriculare Inhalte eingehalten werden sollen. Nach Bekanntwerden des Ziels, können die Schülerinnen und Schüler die örtlichen Begebenheiten und Störungen zur Erfüllung der Aufgabe analysieren. Bei der Planung erstellen die Lernenden einen Arbeitsplan, der die Vorgehensweise der Informationsbeschaffung beinhaltet und den zeitlichen Rahmen festlegt. Des Weiteren werden die Arbeitsform, die Dokumentation sowie die Art der Präsentation geplant. Die Lehrkraft kann, je nach Fähigkeiten und Vorkenntnissen der Schülerinnen und Schüler, lenkend eingreifen. Nahtlos geht es in die Entscheidungsphase über. Hier werden die Planung und deren Lösungsansätze für die Erfüllung der Aufgabe nochmals im Plenum vorgestellt (vgl. Niedersächsisches Kultusministerium, 2011, S. 6). Unklarheiten und fehlende Absprachen können in dieser Phase ergänzt werden. Nun folgt die Phase der Durchführung. »Die Schülerinnen und Schüler arbeiten in der Regel in Gruppen und führen die Planung aus. Sie beschaffen und verarbeiten Informationen, stellen Ergebnisse zusammen, dokumentieren ihren Arbeitsprozess und präsentieren die Arbeitsergebnisse« (Niedersächsisches Kultusministerium, 2011, S. 6). Anhand von Bewertungskriterien oder Beobachtungsbögen kontrollieren die Schülerinnen und Schüler ihre Vorgehensweise und bewerten ihre Arbeitsergebnisse oder Handlungen selbstkritisch. Nach Abschluss der fünf Phasen schließt sich die Reflexion an. Wichtig dabei ist, kritisch zu reflektieren, ob das Unterrichtsziel erreicht wurde. Jeder befragt sich selbstkritisch, ob der zeitliche Rahmen eingehalten wurde und wie die Informationsgewinnung stattfand. Die Reflexion erfolgt aus der Sicht der Schülerinnen und Schüler, um den eigenen Lernprozess bewusst wahrzunehmen (vgl. Niedersächsisches Kultusministerium, 2011, S. 6). Wenn nach Abschluss der vollständigen Handlung offene Fragen oder Probleme vorhanden sind, können diese einen möglichen Einstieg in eine neue Informationsphase sein. Beim Durchlaufen aller Phasen wird die Berufskompetenz gefördert.

Literatur

Niedersächsisches Kultusministerium (Hrsg.). (2011). *Materialien für Lernfelder für die Berufe des Bereichs der Humandienstleistungen sowie für die Berufsfelder Ernährung und Hauswirtschaft, Agrarwirtschaft und Körperpflege.* http://www.nibis.ni.schule.de/haus/¬dez3 (aufgerufen am 12.03.2014).
Sekretariat der Kultusministerkonferenz (Hrsg.). (2011). *Handreichung für die Erarbeitung von Rahmenlehrplänen der Kultusministerkonferenz für den berufsbezogenen Unterricht in der Berufsschule und ihre Abstimmung mit Ausbildungsordnungen des Bundes für anerkannte Ausbildungsberufe.* (http://www.kmk.org.)
Zlatkin-Troitschankaia, O., Beck K., Sembill, D., Nickolaus, R. & Mulder, R. (2009). *Lehrprofessionalität, Bedingungen, Genese, Wirkungen und ihre Messung.* Weinheim: Beltz.

2.2.2 Kompetenzbegriff

Der Begriff Kompetenz stammt aus dem lateinischen Wort competentia und wird als Zusammentreffen verstanden. Kompetenz beschreibt den Sachverstand und die Fähigkeit, die Menschen erwerben. Das englische Wort »competence« beschreibt nach dem amerikanischen Sprachwissenschaftler Noam Chomsky die Summe aller sprachlichen Fähigkeiten. Schelten (2010) definiert den Begriff Kompetenz als Zuständigkeit und Vermögen, welches personenbezogen ist und den Anforderungen eines Arbeitsplatzes entsprechen soll. Mit Kompetenzen kann das Leistungsangebot eines Mitarbeiters umschrieben werden (vgl. Schelten, 2010). Kompetenzen sind demnach Persönlichkeitsmerkmale, die während einer Ausbildung erworben oder gefestigt werden. Weinert (2001) definiert Kompetenzen als verfügbare oder erlernbare kognitive Fähigkeiten und Fertigkeiten, um anspruchsvolle Aufgaben zu lösen. Neben dem kognitiven Beweggrund geht er auch auf die psychologischen und motivationalen Voraussetzungen einer Person ein, um sich mit Problemen auseinanderzusetzen (vgl. Weinert, 2001). Ziel der beruflichen Ausbildung ist das Erlangen von Berufskompetenz, die sich aus der Fach- und Methodenkompetenz, Personalkompetenz und Sozialkompetenz zusammensetzt (vgl. Schelten, 2010). Das vorliegende Curriculum wurde in Anlehnung an die Handreichung der Kultusministerkonferenz von 2011 erstellt. Die Berufskompetenz wird demnach in der Handreichung als Handlungskompetenz definiert, welche sich ebenfalls aus den oben genannten Teilkompetenzen zusammensetzt. Die Personalkompetenz wird durch Selbstkompetenz ersetzt, um den spezifischen Bildungsauftrag der Berufsschule stärker zu berücksichtigen und den DQR zu systematisieren. Fachkompetenz beinhaltet spezifische Fähigkeiten und Fertigkeiten, die zur Lösung von beruflichen Tätigkeiten benötigt werden. Diese werden in der kindlichen Entwicklung, an Schulen, während der Ausbildung oder einer Weiterbildung erworben. Die Methodenkompetenz ist notwendig, um selbstständig Lösungswege für komplexe Arbeitsaufgaben zu erstellen und mithilfe von kritischer Bewertung das eigene Handeln zu strukturieren. Die Fähigkeit, sich mithilfe von Methoden, Techniken und Konzepten neue Kenntnisse anzueignen, ist Voraussetzung für das Erweitern der Fachkompetenz. Als Personalkompetenz oder Selbstkompetenz wird die Fähigkeit der Selbstreflexion beschrieben. Sie ist Voraussetzung für die Entwicklung eines positiven Selbstbildes. In der Berufspädagogik wird der Begriff der Humankompetenz verwendet. Er beinhaltet die Fähigkeiten, die auch als Schlüsselqualifikationen bekannt sind. Dabei stehen die subjektbezogenen Fähigkeiten wie Selbstständigkeit und Selbstvertrauen besonders im Vordergrund. Zuverlässigkeit, Genauigkeit, Motivation und ökologisches Verantwortungsbewusstsein fördern die persönliche Entwicklung und sind Anforderungen im beruflichen Bereich. Bei der Sozialkompetenz geht es darum, mit anderen Menschen in Kontakt zu treten und in Arbeitsgemeinschaften soziale Verantwortung zu übernehmen Dabei spielen Kommunikationsverhalten und die Arbeit im Team eine große Rolle. Mit Gruppenregeln zu einem gemeinsamen Ergebnis zu kommen, fördert die Entwicklung der Solidarität (vgl. KMK, 2011). Die Handreichung der Kultusministerkonferenz beschreibt die einzelnen Kompetenzen wie folgt: Fachkompetenz ist die »*Bereitschaft und Fähigkeit, auf der Grundlage fachlichen Wissens und Könnens Aufgaben und Probleme zielorientiert, sachgerecht, methodengeleitet und selbstständig zu lösen und das Ergebnis zu beurteilen*« (KMK, 2011, S. 15). Die Personalkompetenz wird in der Handreichung durch das Wort Selbstkompetenz ersetzt und beschreibt die »Bereitschaft und Fähigkeit, individuelle Persönlichkeit die Entwicklungschancen, Anforderungen und Einschränkungen in Familie, Beruf und öffentlichem Leben zu klären, zu durchdenken und zu beurteilen, eigene Begabungen zu entfalten sowie Lebenspläne zu fassen und fortzuentwickeln. Sie umfasst Eigenschaften wie Selbstständigkeit, Kritikfähigkeit, Selbstvertrauen, Zuverlässigkeit, Verantwortungs- und Pflichtbewusstsein. Zu ihr gehören insbesondere auch die Entwicklung durchdachter Wertvorstellungen und die selbstbestimmte Bindung an Werte« (KMK, 2011, S. 15). Sozialkompetenz wird als »Bereitschaft und Fähigkeit, soziale Beziehungen zu leben und zu gestalten, Zuwendungen und Spannungen zu erfassen und zu verstehen sowie sich mit anderen rational und verantwortungsbewusst auseinanderzusetzen und zu verständigen« (KMK, 2011, S. 15) beschrieben. Zusätzlich zu den drei Kompetenzen geht die Handreichung der Kultusministerkonferenz auch auf die Lernkompetenz ein. Diese wird beschrieben als die »Bereitschaft und Fähigkeit, Informationen über Sachinhalte und Zusammenhänge selbstständig und gemeinsam mit anderen zu verstehen, auszuwerten und in gedankliche Strukturen einzuordnen. Zur Lernkompetenz gehört insbesondere auch die Fähigkeit und Bereitschaft, im Beruf und über den Berufsbereich hinaus Lerntechniken und Lernstrategien zu entwickeln und diese für lebenslanges Lernen zu nutzen« (KMK, 2011, S. 16). Die Ausbildungs- und Prüfungsverordnung für Notfallsanitäter und Notfallsanitäterinnen greift mit § 2 die Vorschläge der Kultusministerkonferenz auf und beinhaltet das Ausbildungsziel, dass sich die Schülerinnen und Schüler in der Handlungskompetenz entwickeln (vgl. NotSan-APrV, 2013). Kompetenzen sind ein theoretisches Konstrukt, das im Verhalten nicht sichtbar ist. Sie werden jedoch benötigt, um Leistung zu zeigen. Statt der gezeigten Leistung wird von Performanz gesprochen. Anhand von vorgegebenen Aufgaben und Testfragen kann die Performanz messbar gemacht werden. Da Kompetenzen bei jedem Menschen unterschiedlich ausgeprägt sind, wurden theoretische Modelle entwickelt, die unterschiedliche Kompetenzstufen beinhalten. Im Curriculum sind die Stufen durch Kompetenzbereiche beschrieben und können auf unterschiedliche inhaltliche Aufgabenstellungen bezogen werden (vgl. Meyer, 2007).

Literatur

Bundesministerium für Gesundheit. (2013). *Ausbildungs- und Prüfungsverordnung für Notfallsanitäterinnen und Notfallsanitäter.* http://www.gesetze-im-internet.de/notsan-aprv (aufgerufen am: 08.04.2014).
Meyer, H. (2007). *Leitfaden Unterrichtsvorbereitung.* Berlin: Cornelsen.
Schelten A. (2010). *Einführung in die Berufspädagogik.* (4., überarb. und aktual. Aufl.). Stuttgart: Franz Steiner.
Sekretariat der Kultusministerkonferenz. (Hrsg.). (2011). *Handreichung für die Erarbeitung von Rahmenlehrplänen der Kultusministerkonferenz für den berufsbezogenen Unterricht in der Berufsschule und ihre Abstimmung mit Ausbildungsordnungen des Bundes für anerkannte Ausbildungsberufe.* Verfügbar unter: (http://www.kmk.org)
Weinert E. (2001). *Leistungsmessungen in Schulen.* (2. Aufl.). Weinheim: Beltz.

2.2.3 Kultusministerkonferenz (KMK)

Alexandra Geckeler

Die Ständige Konferenz der Kultusminister der Länder in der Bundesrepublik Deutschland – so der offizielle Name – ist der Zusammenschluss der zuständigen Minister der einzelnen Bundesländer, welche u. a. für die Bildung und die Hochschulen ihrer Länder zuständig sind (vgl. KMK a, 2014). Gegründet wurde die KMK im Anschluss an die »Konferenz der deutschen Erziehungsminister« 1948 in Stuttgart. Ihre Aufgaben sind »Angelegenheiten der Bildungspolitik, der Hochschul- und Forschungspolitik sowie der Kulturpolitik von überregionaler Bedeutung mit dem Ziel einer gemeinsamen Meinungs- und Willensbildung und der Vertretung gemeinsamer Anliegen« (KMK b, 2014) zu bearbeiten. 1949 wurde im Grundgesetz festgelegt, dass die Länder für die Bereiche Bildung und Kultur selbst zuständig seien und eine sogenannte Kulturhoheit besitzen. Der Bund selbst besitzt lediglich eine Regelungskompetenz für einzelne Bereich, wie z. B. für die Förderung der wissenschaftlichen Forschung (vgl. KMK c, 2014).

Die Arbeit der KMK wird durchaus kontrovers gesehen. So wurde u. a. bemängelt, sie habe bei der Abwerbeaktion von Lehrerinnen und Lehrern unter den Ländern versagt (vgl. Schlicht, 2009) und die Kultusministerkonferenz sei »eine relativ gut funktionierende Vereinigung zur Organisation bildungspolitischer Unzuständigkeit« (Darnstädt, 2007).

Für die Neukonzeption des Berufes zum Notfallsanitäter/der Notfallsanitäterin gibt es eine richtungsweisende Erklärung der KMK für die zukunftsorientierte Gestaltung der dualen Berufsausbildung nach einem Beschluss der KMK vom 09.12.2010. Obgleich die Berufsausbildung zum Notfallsanitäter und zur Notfallsanitäterin wie die meisten Gesundheitsfachberufe nicht dem Berufsbildungsgesetz (BBiG) unterliegt und die Ausbildung damit keine Ausbildung im dualen System darstellt, gibt es durch die im NotSanG und der NotSanAprV vorgegebenen Ausbildungsform Analogien (z. B. mehrere Lernorte, Ausbildungsverhältnis und Ausbildungsentgelt) dazu. Dadurch wird die Ausbildung einer Ausbildung im dualen System faktisch gleichgestellt. Die Vorteile eines dualen Systems sind u. a., dass Fachkräfte ausgebildet werden, die durch die praxisnahe und an die aktuellen Bedürfnisse der Wirtschaft angepasste Ausbildung hoch qualifiziert sind und sich dadurch ein hohes Interesse an diesen Fachkräften und ihrer weiteren Zukunft entwickelt (vgl. KMK d, 2010, S. 2–5).

Aus Sicht der Kultusministerkonferenz müssen gemeinsame Kriterien für die Bildung bzw. Zuordnung von Berufen zu bestehenden Berufsgruppen festgelegt werden. Des Weiteren sei es erforderlich, dass eine gemeinsame lernorientierte Grundstruktur in den Ordnungsmitteln (Rahmenlehrplan) erreicht wird. Die Einteilung von Lernfeldern sowie Kompetenzbeschreibungen der beruflichen Handlungsfelder sind eine weitere wichtige Voraussetzung. Auch ist es bei der Entwicklung von handlungsorientierten Prüfungen und Prüfungsaufgaben notwendig, beide Lernorte – also (Berufs-)Schule und Ausbildungsbetrieb – mit einzubeziehen. Aus Gründen der Qualitätssicherung sollten zentrale Prüfungselemente Verwendung finden, die eine überregionale Vergleichbarkeit der Prüfungsergebnisse ermöglichen (vgl. KMK e, 2010, S. 1–7).

Literatur

Darnstädt, T. (2007). Schwer von Begriff: Was ist eigentlich ... die KMK?. – *Spiegel online Unispiegel*. http://www.spiegel.de/unispiegel/studium/schwer-von-begriff-was-ist-eigentlich-die-kmk-a-453957.html. (aufgerufen am 13.03.2014).

KMK (a) http://www.kmk.org/wir-ueber-uns/gruendung-und-zusammensetzung.html (aufgerufen am 12.03.2014).

KMK (b) http://www.kmk.org/wir-ueber-uns/aufgaben-der-kmk.html (aufgerufen am 12.03.2014).

KMK (c) http://www.kmk.org/wir-ueber-uns/gruendung-und-zusammensetzung/rechts-grundlagen.html (aufgerufen am 12.03.2014).

KMK (d) http://www.kmk.org/fileadmin/veroeffentlichungen_beschluesse/2010/2010_12_09-Gestaltung-der-dualen-Berufsausbildung.pdf (aufgerufen am 12.03.2014).

KMK (e) Sekretariat der Kultusministerkonferenz, Referat Berufliche Bildung und Weiterbildung (Hrsg.): Erklärung der KMK für die zukunftsorientierte Gestaltung der dualen Berufsausbildung nach einem Beschluss der KMK. 2010) Seite 1–7. http://www.kmk.org/fileadmin/veroeffentlichungen_beschluesse/2010/2010_12_09-Gestaltung-der-dualen-Berufsausbildung.pdf (aufgerufen am 12.03.2014).

Schlicht, U. (2009). Lehrermangel im Westen. *Der Tagesspiegel*. http://www.tagesspiegel.de/wissen/schule-lehrermangel-im-westen/1544956.html (aufgerufen am 12.03.2014).

3 Entwicklung des Curriculums – Ein Prozess

Thomas Gähme

Noch vor der Verabschiedung des Ausbildungsgesetzes von Notfallsanitätern und Notfallsanitäterinnen durch den Bundestag am 22.05.2013 begann die Idee zur Realisierung eines schulübergreifenden Curriculums bei den Verantwortlichen der fünf Rettungsdienstschulen in Baden-Württemberg zu keimen. Die Schulleiter waren sich einig, dass zügig Entscheidungen getroffen werden mussten, auch wenn noch keine Ausbildungs- und Prüfungsordnung vorlag, um bis zum Inkrafttreten des Gesetzes am 01. Januar 2014 gerüstet zu sein.

Die übersichtliche Rettungsdienst-Schulstruktur in Baden-Württemberg war hierbei von Vorteil. Im drittgrößten Bundesland existieren lediglich fünf Rettungsdienstschulen, die eine staatliche Zulassung zur Ausbildung von Rettungsassistenten haben. Von diesen Schulen befinden sich drei in Trägerschaft einer Hilfsorganisation (ASB – Landesschule Franz-Anton-Mai-Schule in Mannheim, DRK – Landesschule Baden in Bühl und der DRK – Landesschule Baden-Württemberg in Pfalzgrafenweiler) sowie zwei privat geführte Schulen (mobile medic – Lehrinstitut für Notfallmedizin in Denkendorf und ProMedic Bildungszentrum in Karlsruhe). Aufsichtsbehörde für alle Schulen in Baden-Württemberg ist das Referat 25 des Regierungspräsidiums in Karlsruhe. Die fünf Rettungsdienstschulen, so unterschiedlich sie in ihrer Organisationsform auch sind, pflegen seit vielen Jahren gemeinsam eine enge Kooperation mit der Regierungsbehörde. Bereits seit über zehn Jahren existiert das Gremium der »Schulleiter-Konferenz Baden-Württemberg«, in der sich die Schulen untereinander und mit der Regierungsbehörde regelmäßig austauschen. So wurden in der Vergangenheit bereits über dieses Gremium einheitliche Qualitäts- und Ausbildungsstandards in der Rettungsassistentenausbildung, Regularien für die Lehrrettungswachen, ein einheitliches Berichtsheft sowie zahlreiche weitere, landeseinheitliche Verfahrensregelungen erarbeitet und umgesetzt.

Diese bundesweit einmalige Kooperation bildete eine fruchtbare Grundlage für das gemeinsame Erstellen eines einheitlichen Curriculums.

2013 gründeten Baden-Württembergs Schulen die AG Curriculum, in der sie landesweit unter einem gemeinsamen Logo agieren. Diese AG versetzt die Bildungseinrichtungen in die Lage, ihre Ressourcen zu bündeln und mit einheitlicher Linie gemeinschaftlich die praktische Umsetzung der Notfallsanitäterausbildung zu realisieren. Warum sollte auch jede Schule ein eigenes Curriculum entwickeln, wenn die Arbeit gleichmäßig auf alle Schultern verteilt werden kann? Gemeinsam wurden also Überlegungen angestellt, wie die neue Ausbildung umzusetzen sei. Die Schulen in Baden-Württemberg haben sich in Absprache und in enger Kooperation mit der zuständigen Regierungsbehörde und dem Innenministerium als Träger des Rettungsdienstes dieser Aufgabe gemeinsam gestellt. Unklar war bis dahin, welche Herausforderungen mit der vorgeschriebenen Lernfelddidaktik auf die Schulen zukommen würden. Wie Lernfelder zu formulieren sind und welchen Umfang diese Lernfelder haben sollten, musste erst einmal recherchiert und erarbeitet werden. Bereits im Mai 2013 fand eine erste Informationsveranstaltung zum Lernfeldkonzept für alle Schulen statt. Im Rahmen dieses zweitägigen Seminars wurde eine Arbeitsgruppe »Curriculare Umsetzung« implementiert, die aus jeweils einem Vertreter jeder Schule bestand.

Im ersten Schritt erstellte diese Arbeitsgruppe einen Projektablaufplan und erarbeitet die Zeitschiene für die curriculare Umsetzung inklusive der Meilensteine. Dafür wurden die Phasen der Curriculumsentwicklung nach Knigge-Demal (2001, S. 45) in Anlehnung an Siebert (1974) und die Empfehlungen der KMK für die Erarbeitung von Rahmenlehrplänen (2011) als Orientierung genutzt. Eine große Herausforderung war immer noch eine fehlende Ausbildungs- und Prüfungsverordnung. Nachdem aber am 13.06.2013 das Bundesministerium für Gesundheit seinen Referentenentwurf zur Ausbildungs- und Prüfungsverordnung veröffentlicht hatte, gab es unter Beachtung der von den Verbänden und Institutionen veröffentlichten Stellungnahmen zumindest eine ungefähre Basis für die zukünftige Arbeit. Schnell war sich die AG Curriculum einig, dass neben didaktischen Grundlagen auch breit gefächertes Fachwissen notwendig sein würde, um ein umfangreiches, vollständiges Curriculum entwickeln zu können. Am 06.08.2013 fand deshalb die erste »große Aktion« der Arbeitsgruppe statt. Im Rahmen einer Expertenrunde mit ca. 50 Teilnehmerinnen und Teilnehmern wurden durch die Schulen und die Regierungsbehörde Angehörige des rettungsdienstlichen Umfeldes zu einer eintägigen Veranstaltung eingeladen, um sich mit der Frage zu beschäftigen: »Was soll der Notfallsanitäter der Zukunft können, wissen und dürfen?« Die Runde bestand unter anderem aus Vertretern der Berufsgruppe »Rettungsassistentin/Rettungsassistent« (aus städtischen und ländlichen Bereichen, unterschiedlicher Alters- und Erfahrungsstufen, haupt- und nebenamtlich beschäftigt), aus Vertreterinnen/Vertretern der Führungsebene (Rettungsdienst und Rettungswachenleiterinnen/-leitern, Geschäftsführerinnen/ Geschäftsführern), Ärztinnen/Ärzten, Ausbilderinnen/Ausbildern und Schulleitern, Juristinnen/Juristen und Verwaltungsangestellten sowie Patientinnen/Patienten. Die Expertinnen und Experten trugen alle Kompetenzen und Tätigkeiten, die ein Notfallsanitäter/eine Notfallsanitäterin mitbringen muss, zusammen. Letztendlich entstand an diesem Tag ein repräsentativer »Brainpool«, der dafür genutzt werden konnte, das Tätigkeitsfeld »Rettungsdienst« und die damit verbundenen Handlungsfelder zu erarbeiten. Im Nachgang an diesen sehr konstruktiven und produktiven Tag wurden die Informationen geclustert und Tätigkeitsbereichen zugeordnet. Als Ergebnis entstanden zehn Lernfelder, die die Ausbildung des Notfallsanitäters/der Notfallsanitäterin über drei Jahre hinweg abbilden und die Grundlage für das zukünftige Baden-Württemberger Spiralcurriculum darstellen. Ergänzt wurden die Lernfelder durch die Inhalte der in der NotSanAprV vorgegebenen zehn Themenbereiche (▶ Kap. 2.4). Dadurch wurde sichergestellt, dass die geforderten Themenbereiche in dem Curriculum Berücksichtigung fanden. Den zehn Lernfeldern wurden Zeitkontingente zugeordnet.

Zur Ausarbeitung teilte man die Lernfelder in gleich große Arbeitspakete auf, die anschließend zur weiteren Ausformulierung und zur Ergänzung einer Auflistung der Tätigkeiten an den einzelnen Schulen in Projektuntergruppen gegeben wurden. Bei den Formulierungen lag die Handreichung der Kultusministerkonferenz (KMK) zur Erstellung von Lernfeldern zugrunde. Unterstützt und begleitet wurde diese Arbeit durch das Landesamt für Schulentwicklung in Baden-Württemberg. In einem weiteren Schritt beschäftigte sich die AG Curriculum mit den »Lernvoraussetzungen« der zukünftigen Zielgruppe. Dazu wurden Interviews mit Berufsschullehrerinnen/-lehrern anderer Berufsausbildungen, Real- und Werkrealschullehrerinnen/-lehrern und IHK-Prüferinnen/-Prüfern geführt. Durch die im Gesetz festgeschriebene Zugangsvoraussetzung »Mittlerer Bildungsabschluss« und die mit der dreijährigen Ausbildung verknüpften Änderungen der Ausbildungsstruktur besteht die Herausforderung darin, Schülerinnen und Schüler auszubilden, die zu Ausbildungsbeginn noch nicht volljährig sind. Um dieser Tatsache Rechnung tragen zu können, war es für die Arbeitsgruppe wichtig, sich mit diesen »neuen« Schülerinnen/Schülern und deren Lernvoraussetzungen intensiv auseinanderzusetzen. Hierbei konnten viele wichtige Informationen besonders aus dem Erfahrungsschatz der anderen Berufspädagoginnen/-pädagogen über die Lernfelddidaktik gezogen werden. Interessant war beispielsweise, dass ein auf die Persönlichkeitsentwicklung bezogener, ganzheitlicher Bildungsauftrag durch die Schulen umgesetzt werden muss. Auch die Frage nach den tatsächlichen Inhalten der Schulen mit mittlerem Bildungsauftrag wurde erörtert und analysiert, so dass die Erarbeitung der Lernfelder an die Eingangsvoraussetzungen der Schülerinnen und Schüler angepasst werden kann.

Im Dezember 2013 lud das Sozialministerium Baden-Württemberg Vertreterinnen und Vertreter der Rettungsdienste, der Rettungsdienstschulen sowie der Kliniken und der Regierungsbehörden zu einer Expertenrunde ein. Hier wurden verschiedene Arbeitsgruppen initiiert, die sich mit der Umsetzung des NotSanG beschäftigen sollten. Die bis dahin bereits geleistete Arbeit der AG Curriculum« der Rettungsdienstschulen wurde ausdrücklich gewürdigt und vom Ministerium als offizielle AG des Landes übernommen.

Von Dezember 2013 bis Januar 2014 glichen die Schulen die einzelnen Lernfelder untereinander ab, um die notwendige Einheitlichkeit herzustellen. Einzelne Teile mussten nochmals umformuliert oder unter den Lernfeldern ausgetauscht werden bis letztendlich im Februar 2014 das Gesamtkonzept fertig vorlag – ein gut abgestimmtes, fundiertes Curriculum, welches eine kompetente Ausbildung des Personals im Rettungsdienst gewährleiten wird.

Die Baden-Württemberger Pilotarbeit hat inzwischen bundesweit Beachtung gefunden. Im bundesweiten Vergleich stellte die bisherige Ausbildung der Rettungsassistentin und des Rettungsassistenten eher einen »Flickenteppich« dar. Vergleiche über Inhalt und Qualität der Ausbildung zwischen den Bildungseinrichtungen waren nicht möglich. Dieses Curriculum zur Ausbildung von Notfallsanitätern/Notfallsanitäterinnen könnte nun die Grundlage für die Curricula anderer Rettungsdienstschulen sein und einen Teil für eine bundesweit einheitliche Ausbildung von Notfallsanitätern und Notfallsanitäterinnen beitragen. Dies könnte dazu führen, dass der Beruf des Notfallsanitäters/der Notfallsanitäterin endlich die ihm zustehende Anerkennung bekommt und die hohen Qualitätsanforderungen an Notfallsanitäterschulen einen neuen Charakter erhalten.

Literatur

Knigge-Demal, B. (2001). Curricula und deren Bedeutung für die Ausbildung. In: M. Sieger (Hrsg.), *Pflegepädagogik*. (S. 39–58). Bern: Huber.

Sekretariat der Kultusministerkonferenz. (Hrsg.). (2011). *Handreichung für die Erarbeitung von Rahmenlehrplänen der Kultusministerkonferenz für den berufsbezogenen Unterricht in der Berufsschule und ihre Abstimmung mit Ausbildungsordnungen des Bundes für anerkannte Ausbildungsberufe*. Verfügbar unter: http://www.kmk.org

Siebert, H. (2005). *Pädagogischer Konstruktivismus. Lernzentrierte Pädagogik in Schule und Erwachsenenbildung*. (3. Aufl.). Weinheim: Beltz.

4 Lernfelder

4.1 Lernfelder und Zeitansatz

Nr.	Titel	Unterrichtseinheiten
1	Das Tätigkeitsfeld Rettungsdienst erkunden und berufliches Selbstverständnis entwickeln Autoren: M. Klausmeier, J. Würtenberger & J. Volz	210
2	Lebensbedrohliche Zustände erkennen und bewerten sowie einfache lebensrettende Maßnahmen durchführen Autoren: M. Linke, M. Baecker & K. Rösch	210
3	Die Einsatzbereitschaft unterschiedlicher Rettungsmittel herstellen und erhalten Autoren: J. Würtenberger & R. Linder	105
4	Einen Krankentransport durchführen Autoren: M. Bela, M. Großmann, K. Surtees & K. Rösch	175
5	Bei Notfalleinsätzen assistieren und erweiterte notfallmedizinische Maßnahmen durchführen Autoren: M. Ziegler, L. Roth, N. Haag & J. Mohrbacher	315
6	Patientinnen und Patienten, Angehörige, Kolleginnen und Kollegen sowie Dritte unterstützen und beraten Autoren: C. Raatz, K. Pumpe, P. Kiecherer & S. Schönecker	245
7	Einen Notfalleinsatz selbständig planen, durchführen und bewerten Autoren: H. Heinrich & P. Michelmann	280
8	Einsätze mit erweiterten Anforderungen selbständig planen, durchführen und bewerten Autoren: C. Raatz, M. Gay, P. Kiecherer & Scott Gilmore	170
9	In komplexen fachdienstübergreifenden Einsatzlagen selbständig arbeiten Autoren: F. Löschmann, J. Umbach & A. Hess	105
10	Im beruflichen Umfeld agieren und sich entwickeln Autoren: J. Volz, J. Würtenberger & M. Klausmeier	105
	Zur freien Verfügung	145
ges.		2065

Weitere Informationen unter: www.notfallsanitaeter-curriculum.de

4.2 Lernfeld 1 – Das Tätigkeitsfeld »Rettungsdienst« erkunden und berufliches Selbstverständnis entwickeln

Matthias Klausmeier, Janina Würtenberger und Joachim Volz

1. Ausbildungsjahr: Zeitansatz 210 UE

> Die Schülerinnen und Schüler besitzen die Kompetenz, das Tätigkeitsfeld Rettungsdienst zu beschreiben, die Aufgaben und Anforderungen an ihrem Beruf zu nennen und zu bewerten, ein berufliches Selbstverständnis zu entwickeln und das Berufsfeld im Gesundheitswesen einzuordnen.
>
> Die Schülerinnen und Schüler **informieren** sich über das Berufsbild »Notfallsanitäter und Notfallsanitäterin«. Dabei beziehen sie die *rechtlichen Rahmenbedingungen sowie die Strukturen und Aufgaben* des Rettungsdienstes mit ein. Sie ordnen das *Berufsbild im Gesundheitswesen* ein, beschreiben die Struktur und Organisation des Rettungsdienstes in Deutschland und Europa sowie seiner interprofessionellen Schnittstellen. Dabei entwickeln sie ein berufliches Selbstverständnis.
>
> Die Schülerinnen und Schüler **planen** den Umgang mit Patientinnen und Patienten, Angehörigen, Vorgesetzten, Kolleginnen und Kollegen, anderen Fachdiensten und sonstigen Beteiligten. Hierbei berücksichtigen sie soziokulturelle, ethische, moralische, situative und individuelle Gegebenheiten. Sie beziehen die Wichtigkeit von freundlichem und zuvorkommendem Auftreten, verständnisvollem Umgang und der *Fähigkeit im Team zu arbeiten* in ihre Planung angemessen mit ein. Sie **planen** Arbeitsabläufe unter Berücksichtigung zeitlicher Vorgaben, ökonomischer, ökologischer und qualitativer Kriterien.
>
> Die Schülerinnen und Schüler **entwickeln** eine Identität mit ihrer beruflichen Rolle und **interagieren** situationsangemessen und bedarfsorientiert mit unterschiedlichen und heterogenen Personengruppen. Sie zeigen dabei eine sorgfältige, freundliche und verständnisvolle Vorgehensweise und **repräsentieren** das Berufsbild positiv nach außen. Sie **übertragen** ihre Kenntnisse der *rechtlichen Grundlagen, der Struktur und Organisation des Rettungsdienstes (in Deutschland und Europa) und seiner interprofessionellen Schnittstellen* auf ihre spätere Tätigkeit als Notfallsanitäterinnen und Notfallsanitäter.
>
> Die Schülerinnen und Schüler **analysieren** ihr Handeln bezüglich der Einhaltung von Qualitätskriterien, der rechtlichen Grundlagen, der Zeitvorgaben sowie der wirtschaftlichen Aspekte und **bewerten** die Ergebnisse. Sie **reflektieren** ihr berufliches Handeln und **überprüfen** die an sie gestellten Erwartungen aus unterschiedlichen Perspektiven. Sie **evaluieren** die Ergebnisse im Team, nehmen Kritik an und beziehen konstruktiv und selbstkritisch Stellung dazu. Sie beziehen die Erkenntnisse ihrer Reflexion in zukünftige Handlungsabläufe ein und optimieren diese.

Umsetzungshilfe zu Lernfeld 1

Ausbildungs- und Prüfungsinhalte

Das Berufsbild nach außen repräsentieren:

- Die Schülerinnen und Schüler gehen freundlich und zuvorkommend mit Patientinnen und Patienten, Angehörigen, Vorgesetzten, Kolleginnen und Kollegen und Anderen um (Einfühlungsvermögen, Kommunikation im Team, Verständnis etc.) (**LF 4**).
- Sie sind sensibilisiert für die Notwendigkeit, Patientinnen und Patienten menschlich, verständnisvoll und empathisch zu betreuen.
- Sie sind sensibilisiert für unterschiedliche kulturelle und weltanschauliche Aspekte (**LF 4**).
- Sie erkennen die Notwendigkeit einer gewissen Grundfitness (konditionelle Fähigkeiten), eines hohen Einsatzwillens, einer großen Einsatzbereitschaft und eines gepflegten Auftretens (**LF 10**).
- Sie entwickeln die Fähigkeit der Selbstbeurteilung.
- Sie verstehen es, Kritik in angemessener Form zu äußern und auch anzunehmen.
- Sie eignen sich grundlegende Kenntnisse der Kommunikationslehre an und wenden diese an (**LF 4, 6, 7, 10**).
- Sie wenden dabei die deutsche Sprache sicher an (mündliche und schriftliche Ausdrucksfähigkeit im beruflichen Kontext) (**LF 1–10**).
- Sie entwickeln ein Selbstverständnis des Berufs des Notfallsanitäters und der Notfallsanitäterin.
- Sie sind sich ihrer sozialen Verantwortung bewusst und entwickeln ein differenziertes Rollenverständnis.
- Es wird eine Persönlichkeitsentwicklung der Schülerinnen und Schüler angebahnt; die Persönlichkeit wird gestärkt und weiterentwickelt (**LF 2–10**).
- Sie entwickeln eine ethisch-moralische Berufsauffassung auf Basis gesellschaftlich anerkannter Werte und Normen (**LF 10**).

Im Team arbeiten:

- Die Schülerinnen und Schüler begründen die Notwendigkeit der Zusammenarbeit mit anderen im rettungsdienstlichen Umfeld mitwirkenden Personen und Institutionen (**LF 3, 5–9**).
- Sie arbeiten aktiv mit anderen Menschen im Team zusammen und kommunizieren miteinander.
- Sie erkennen die Notwendigkeit, Konflikte handzuhaben und zu lösen.
- Sie entwickeln die Fähigkeit, ein Team als Teamleitender zu leiten und zu führen.

Das Berufsbild im Umfeld »Gesundheitswesen/BOS« einordnen:

- Die Schülerinnen und Schüler ordnen das Berufsbild des Notfallsanitäters und der Notfallsanitäterin in das Gesundheitswesen ein:
  - Stellung des medizinischen Fachberufs innerhalb des Gesundheitswesen in der BRD
  - Rechtliche Bedingungen in der BRD
  - Selbstverständnis und Verantwortungen des Notfallsanitäters und der Notfallsanitäterin
- Die Schülerinnen und Schüler erarbeiten sich Grundkenntnisse über Organisation und Aufgabengebiete andere Fachdienste (**LF 6, 8, 9**):
  - Feuerwehr
  - Polizei
  - Technisches Hilfswerk
  - Deutsche Lebens-Rettungs-Gesellschaft
  - Bergwacht
  - Wasserwacht
  - Notfallseelsorge/Krisenintervention
- Sie informieren sich über andere relevante Berufsgruppen und verstehen deren Funktionen und Aufgaben:
  - Pflegeberufe
  - Ärztliche Assistenzberufe
  - Ärzte
  - Sonstige Gesundheitsfachberufe

Die rechtlichen Grundlagen des Rettungsdienstes kennen und verstehen:

- Die Schülerinnen und Schüler eignen sich die Kenntnisse der eigenen Rechte und Pflichten (Fürsorgepflicht gegenüber Patientinnen und Patienten sowie Kolleginnen und Kollegen, Schweigepflicht etc.) an.
- Sie sind über die Rechtsordnung und die Organisation der Gerichtsbarkeit in der BRD informiert:
  - Hierarchie von Rechtsnormen
  - Aufbau und Gliederung der Gerichtsbarkeit
  - Rechtsfähigkeit, Geschäftsfähigkeit, Volljährigkeit
  - Vollmacht, Vertrag, Verjährung
- Sie verstehen die Auswirkungen von strafrechtlichen Vorschriften bei der Berufsausübung (Arbeit mit Gesetzestexten):
  - Hilfeleistungspflicht (Garantenstellung)
  - Unterlassene Hilfeleistung
  - Körperverletzungsdelikt (vorsätzlich, fahrlässig)
  - Verletzung des Schweigepflicht
  - Diebstahl
  - Fahrlässige Tötung
  - Straßenverkehrsordnung, insbesondere Sonder- und Wegerechte im Straßenverkehr

Sich über Arbeits- und berufsrechtliche Regelungen, die für die Berufsausübung wichtig sind, informieren:

- Die Schülerinnen und Schüler eignen sich Grundkenntnisse an über die berufsrelevanten Inhalte von:
  - Notfallsanitätergesetz und APrVO
  - Betriebsverfassungsgesetz
  - BGB
  - Jugendarbeitsschutzgesetz
  - Sozialgesetzbuch V
  - Landesrettungsdienstgesetz
  - Verfassungsrechtliche Grundentscheidung
  - Tarifrechtliche Regelung für das Personal im Rettungsdienst
  - Arbeitszeit, Ruhezeit, Bereitschaftszeit, Urlaub
  - Essenzielle Rechte und Pflichten: Sorgfalts-, Beobachtungs- und Dokumentationspflicht
  - etc.

Kenntnisse über Struktur, Aufbau und Finanzierung des Rettungswesens in Baden-Württemberg, in anderen Bundesländern und in Europa erlangen:

- Die Schülerinnen und Schüler informieren sich über die Schnittstelle »Rettungsleitstelle« (Rechte und Pflichten):
  - Aufgaben der Rettungsleitstelle
  - Arbeitsweise der Rettungsleitstelle
- Sie verstehen die Aufgaben einer Rettungswache, deren Aufbau und Struktur.
- Sie verstehen die rechtlichen Rahmenbedingungen bezüglich Arbeitssicherheit und Arbeitsschutz und handeln dementsprechend: (LF 3, 4, 5, 7, 8, 9).
- Sie verschaffen sich hierüber einen allgemeinen Überblick und verstehen das System.
- Sie eignen sich grundlegende Kenntnisse bezüglich der zivilrechtlichen Bestimmungen wie z. B. Haftung bei Personen-, Sach- und Vermögensschäden an (LF 2, 5, 7).

Wirtschaftliche Aspekte im operativen Ablauf kennen/verstehen/einhalten:

- Die Schülerinnen und Schüler verfügen über die nötigen Grundkenntnisse der betrieblichen Rahmenbedingungen, Qualitätspolitik, -ziele.
- Sie arbeiten unter Zeitvorgaben, berücksichtigen dabei die Qualitätskriterien und handeln ordnungsgemäß.

Pädagogische/methodische Empfehlungen

Lernfeld 1 stellt den Erwerb von Sozial- und Personalkompetenz in den Vordergrund.

4.2 Lernfeld 1

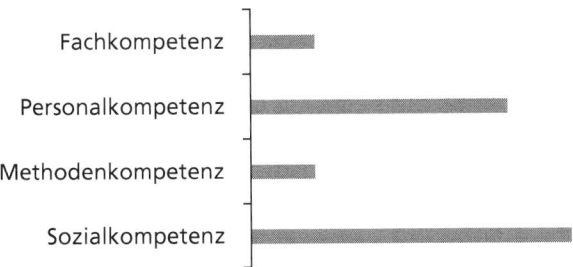

Abb. 5: Erwerb von Kompetenzen im LF 1

Die Schülerinnen und Schüler lernen, sich im Team zu integrieren, ihre eigenen Standpunkte, Einstellungen und Werte zu entwickeln und diese gegenüber Anderen zu vertreten und zu begründen. Aus diesem Grund sollten die verwendeten Konzepte besonders geeignet sein, diese Kompetenzen zu vermitteln und zu festigen.

Es eignen sich beispielsweise auf POL und EOL basierende Lernarrangements.

Methodische Empfehlungen

Rollenspiel/Fallbeispiele:
Gruppen-/Partnerübung, hierbei wird der richtige Umgang mit möglichen Szenarien erprobt.

Als Grundlage für die Inhalte des Lernbereiches »Das Berufsbild nach außen repräsentieren« können zum Beispiel Sequenzen aus Dokumentationsfilmen oder anderen Berichterstattungen aus Massenmedien dienen. Anschließend können die Schülerinnen und Schüler rettungsdienstliches Verhalten analysieren, diskutieren und im Rollenspiel darstellen.

Dabei können bereits jetzt Lösungswege und Schnittstellenprobleme aufgezeigt und erarbeitet werden.

Gruppenarbeit:
Partnerarbeit, Bildung von Teams, diese erhalten ein Beispiel, welches es zu bearbeiten gilt.

Die Ergebnisse werden im Plenum festgehalten, mögliche Ergänzungen durch Außenstehende, Festhalten der gesamten Ergebnisse durch einen Moderator (für alle zugänglich).

Texte mithilfe von Nachschlagewerken, Fachbüchern, Internetdatenbanken etc. bearbeiten.

Gruppenarbeiten eignen sich im Lernfeld 1 insbesondere zum Erarbeiten und Analysieren von Gesetzestexten oder Vorschriften, die in schriftlicher Form vorliegen.

Impulsreferat:
Referate durch die Schülerinnen und Schüler bezüglich eines Themenschwerpunktes (möglich in Kleingruppen oder als Einzelreferate).

Im Lernfeld 1 geeignet zur kurzen und orientierenden Darstellung von z. B. Organisation und Aufgaben anderer Fachdienste und Gesundheitsfachberufe.

Vorlesung:
Gezielter didaktischer Unterricht im Rahmen einer Vorlesung, theoretischer Input durch den Fachdozenten.
Kann als Grundlage und Einführung in die einzelnen Themenbereiche dienen.

Videodokumentation:
In verschiedenen Übungen (Rollenspiele, Fallbeispiele, Planspiele) kann mithilfe von Videoaufzeichnung gearbeitet werden. Videodokumentation und -analyse dienen den Schülerinnen und Schülern dazu, einen Gesamtüberblick über deren Handlungen zu erhalten und direkt Verbesserungen anzustreben.

Lernzielkontrollen:
Zur Feststellung und Dokumentation des Lernerfolges werden Lernzielkontrollen empfohlen. Diese sollten auf der Basis beruflicher Handlungssituationen die im Lernfeld vorgegebenen Kompetenzziele (s. o.) abbilden.

Literatur

Blicke, G., Nerdinger, F.W. & Schaper N. (2011). *Arbeits- und Organisationspsychologie.* (2. Aufl.). Berlin: Springer.

Ellinger, K., Osswald, M. & Genzwürker, H. (Hrsg.). (2007). *Kursbuch Notfallmedizin: orientiert am bundeseinheitlichen Curriculum Zusatzbezeichnung Notfallmedizin.* Köln: Deutscher Ärzte Verlag.

Flake, F. & Hoffmann, B. (Hrsg.). (2011). *Leitfaden Rettungsdienst.* (5. Aufl.). München: Elsevier.

Hellmich, C. (2010). *Qualitätsmanagement und Zertifizierung im Rettungsdienst: Grundlagen, Techniken, Modelle, Umsetzung.* Berlin: Springer.

Hündorf, H.-P. & Lipp, R. (Hrsg.). (2003). *Der Lehrrettungsassistent: Lehrbuch für Ausbilder im Rettungsdienst.* Edewecht: Stumpf & Kossendey.

Lüthi, E., Loose, A. & Orths, S. (2013). *Teamentwicklung mit Diversity Management: Methoden – Übungen und Tools.* (3. Aufl.). Bern: Haupt Berne.

Vergnaud, M. (2004). *Teamentwicklung.* München: Elsevier.

4.3 Lernfeld 2 – Lebensbedrohliche Zustände erkennen und bewerten sowie einfache lebenserhaltende Maßnahmen durchführen

Markus Linke, Marc Baecker und Konstanze Rösch

1. Ausbildungsjahr. Zeitansatz 210 UE

> Die Schülerinnen und Schüler besitzen die Kompetenz, lebensbedrohliche Zustände zu bewerten und sind in der Lage, situationsangepasste Basismaßnahmen zur Lebenserhaltung priorisiert einzuleiten und durchzuführen.
>
> Die Schülerinnen und Schüler **informieren** sich über verschiedene Notfallsituationen, die eine Lebensbedrohung auslösen können. Sie **prüfen** die Einsatzstelle auf mögliche Gefahrenquellen und bestimmen den Patientenzustand (*Vitalparameter*).
>
> Die Schülerinnen und Schüler **planen** ihr Vorgehen, indem sie geeignete Maßnahmen zum Abwenden lebensbedrohlicher Zustände auswählen. Dabei berücksichtigen sie die möglichen Gefahrenquellen.
>
> Die Schülerinnen und Schüler **führen** eine strukturierte Erhebung der Vitalparameter und Basisdiagnostik **durch** und **wenden** einfache Maßnahmen zur Abwendung lebensbedrohlicher Zustände **an**. Sie verwenden der Situation angemessene Hilfsmittel. Die Tätigkeiten **führen** sie unter Beachtung des Eigen- und Fremdschutzes **durch**.
>
> Die Schülerinnen und Schüler **überprüfen** die Effektivität der durchgeführten Maßnahmen und passen diese bei Bedarf an. Sie **reflektieren** konstruktiv und selbstkritisch die Handlungen im Team, beziehen die Ergebnisse in ihr zukünftiges Handeln mit ein und optimieren diese.

Umsetzungshilfe zu Lernfeld 2

Ausbildungs- und Prüfungsinhalte

Patientensituation anhand verschiedener Kriterien einschätzen, geeignete Basismaßnahmen auswählen und diese durchführen:

- Die Schülerinnen und Schüler ermitteln anhand verschiedener Beobachtungskriterien die Funktionsfähigkeit des menschlichen Körpers.
- Sie werden angeleitet und eignen sich so grundlegende Kenntnisse und Fertigkeiten zur Ermittlung und Beurteilung von Vitalparametern an:
  – Blutdruck
  – Puls

- Atmung
- Temperatur
- Reflexe/körperliche Reaktionen
- Bewegungsabläufe
- Ausscheidungen
- Hautkolorit
- Bewusstseinslagen
- Blutzuckerwert

- Sie erarbeiten sich die Fähigkeit, anhand der erhobenen Parameter den Patientenzustand als lebensbedrohlich oder nicht lebensbedrohlich einzuschätzen (**LF 5, 7**).
- Sie wählen entsprechend dem ermittelten Patientenzustand angepasste lebensrettende Basismaßnahmen aus und führen diese korrekt und sicher durch:
  - ABCDE-Schema
  - Stabile Seitenlage/Bauchlage (Kinder)
  - Kopf-Tief-Lage
  - Lagerung bei Kopfverletzungen
  - Lagerungen bei Erkrankungen des Herz-Kreislauf-Systems
  - Lagerung bei Erkrankungen der Atemwege
  - BLS HLW mit AED & supraglottischer Atemwegshilfe
  - Helmabnahme
  - Druck-/Wundverband
  - Im Umgang mit Amputaten
  - Im Umgang mit Verbrennungen/Verbrühungen
  - Im Umgang mit Verätzungen
  - Im Umgang mit Vergiftungen
  - Im Umgang mit Verletzungen des Bewegungsapparats
  - Im Umgang mit abdominalen Verletzungen
  - Im Umgang mit thermischen Notfällen
  - Im Umgang mit gynäkologischen Notfällen

Verschiedene Hilfsmittel situationsangepasst auswählen und anwenden:

- Die Schülerinnen und Schüler eignen sich unter Anleitung die grundlegenden Fertigkeiten zum Umgang mit Hilfs- und Diagnosemitteln an, wählen diese der Situation entsprechend aus und wenden sie sicher und der Situation angepasst an (**LF 5, 7**).
  - Cervical-Stütze
  - Schaufeltrage
  - Vakuummatratze, -schienen
  - Samsplint
  - Weiteres aktuelles Schienungsmaterial
  - AED
  - Coolpack
  - Stethoskop
  - RR-Messgeräte
  - Thermometer
  - Sterile Wundauflagen und Materialien

- Fixationsmaterial
- Sauerstoffapplikatoren
- Replantatbeutel oder Alternativen
- Beatmungsbeutel, -maske
- Supraglottische Beatmungshilfsmittel
- Absauggeräte (elektrisch und manuell)
- Pupillenleuchte
- Tragestuhl
- Trage

Im beruflichen Tätigkeitsfeld agieren:

- Die Schülerinnen und Schüler beschreiben verschiedene Gefahrenquellen, die ihnen in einer Einsatzsituation begegnen können (**LF 8**).
  - Straßen- und Schienenverkehr
  - Atemgifte
  - Angstreaktionen
  - Ausbreitung
  - Atomare Strahlung
  - Biologische Gefahren
  - Chemische Stoffe
  - Erkrankungen/Verletzungen
  - Explosion
  - Elektrizität
  - Einsturz
  - Witterungsbedingte Einflüsse
- Sie wählen geeignete Maßnahmen aus, um Gefahrenquellen auszuschließen bzw. die Eigensicherung sicherzustellen (**LF 4–9**).
  - Tragen von PSA
  - Hygienische Händedesinfektion
  - Persönliche Hygiene
  - Absichern einer Einsatzstelle
  - Hinzuziehen von anderen Fachkräften
  - Umgang mit psychischen Ausnahmesituationen
  - Grundkenntnisse der Gefahrstoffgruppen

Pädagogische/methodische Empfehlungen

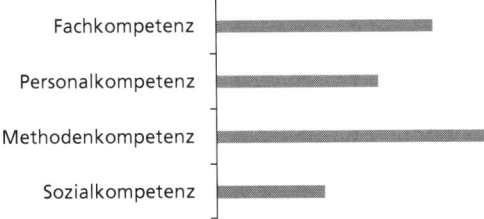

Abb. 6: Erwerb von Kompetenzen im LF 2

Lernfeld 2 stellt den Erwerb von Methoden- und Fachkompetenz in den Vordergrund. Auch die Personalkompetenz wird ausgebaut.

Die Schülerinnen und Schüler lernen situativ, den Patientenzustand auf Basis einfacher Vitalparameter als »kritisch« oder »nicht kritisch« einzuschätzen, die angezeigten lebensrettenden Maßnahmen auszuwählen und praktisch anzuwenden. Aus diesem Grund sollten die verwendeten Konzepte besonders geeignet sein, diese Kompetenzen zu vermitteln und zu festigen.

Es eignen sich beispielsweise auf SOL (z. B. zum Aneignen anatomischer und physiologischer Grundlagen) und POL (einfache Fallszenarien) basierende Lernarrangements.

Methodische Empfehlungen

Rollenspiel/Fallbeispiele:
Gruppen-/Partnerübung, hierbei wird der richtige Umgang mit möglichen Szenarien erprobt.

Durch einfache und alltägliche, notfallmedizinische Szenarien können die Basisuntersuchungen, lebensrettenden Maßnahmen und der Umgang mit der zur Verfügung stehenden Ausrüstung erlernt werden.

Durch das Einbeziehen von patientenbezogenen Bedürfnissen oder sozioökonomischen Besonderheiten können hierbei Inhalte aus Lernfeld 1 vertieft werden.

Skillstraining:
Berufsrelevante Fertigkeiten durch praktisches Üben von Einzelmaßnahmen (zum Beispiel am Phantom) erwerben. Hierzu eignet sich die »4-Stufen Methode«.

Gruppenarbeit:
Partnerarbeit, Bildung von Teams, diese erhalten ein Beispiel, welches es zu bearbeiten gilt.

Die Ergebnisse werden im Plenum festgehalten, mögliche Ergänzungen durch Außenstehende, Festhalten der gesamten Ergebnisse durch einen Moderator (für alle zugänglich).

Texte mithilfe von Nachschlagewerken, Fachbüchern, Internetdatenbanken etc. bearbeiten.

Für die Erarbeitung der anatomischen Grundlagen und verschiedenen Krankheitsbilder können beispielhaft die Methoden Collagearbeit, Gruppenpuzzle, Mind-Mapping etc. angewendet werden.

Gruppenarbeiten eignen sich im Lernfeld 2 insbesondere zum Erarbeiten und Analysieren von Gesetzestexten oder Vorschriften, die in schriftlicher Form vorliegen.

Übungen zur Aussprache und Schreibweise medizinischer Fachtermini durchführen (Notfallprotokoll).

Impulsreferat:
Referate durch die Schülerinnen und Schüler bezüglich eines Themenschwerpunktes (möglich in Kleingruppen oder als Einzelreferate).

Im Lernfeld 2 geeignet zur kurzen und orientierenden Darstellung von anatomischen und physiologischen Zusammenhängen

Vorlesung:
Gezielter didaktischer Unterricht im Rahmen einer Vorlesung, theoretischer Input durch den Fachdozenten.
Kann als Grundlage und Einführung in die einzelnen Themenbereiche dienen. Anatomisches und physiologisches Grundwissen sollte jedoch von den Schülern selbst erarbeitet werden und nicht im Frontalunterricht präsentiert werden.

Videodokumentation:
In verschiedenen Übungen (Rollenspiele, Fallbeispiele, Planspiele) kann mithilfe der Videoaufzeichnung gearbeitet werden. Videodokumentation und -analyse dienen den Schülerinnen und Schülern dazu, einen Gesamtüberblick über deren Handlungen zu erhalten und direkt Verbesserungen anzustreben.

Lernzielkontrollen:
Zur Feststellung und Dokumentation des Lernerfolges werden Lernzielkontrollen empfohlen.
Diese sollten auf Basis beruflicher Handlungssituationen die im Lernfeld vorgegebenen Kompetenzziele (s. o.) abbilden.

Literatur

Flake, F. & Runggaldier, K. (Hrsg.). (2012). *Arbeitstechniken A bis Z für den Rettungsdienst*. München: Elsevier.
Groos, B. (2012). *Arbeitsbuch zu Mensch Körper Krankheit & Biologie, Anatomie, Physiologie*. München: Elsevier.
Huch, R. & Jürgens, K.D. (Hrsg.). (2011). *Mensch Körper Krankheit*. München: Elsevier.
Kühn, D., Luxem, J. & Runggaldier, K. (Hrsg.). (2010). *Rettungsdienst heute*. München: Elsevier.
Luxem, J., Kühn, D. & Runggaldier, K. (Hrsg.). (2013). *Rettungsdienst RS/RH*. München: Elsevier.
Menche, N. (2012). *Biologie, Anatomie, Physiologie*. München: Elsevier.
Robert, A. (2011). *Anatomie und Physiologie: Die Bild-Enzyklopädie*. München: Dorling Kindersley.

Gebrauchsanweisungen der eingesetzten Geräte und Materialien.
www.grc-org.de (aufgerufen am 12.03.2014).
www.rki.de (aufgerufen am 12.03.2014).

4.4 Lernfeld 3 – Die Einsatzbereitschaft verschiedener Rettungsmittel herstellen und erhalten

Janina Würtenberger und Roland Linder

1. Ausbildungsjahr Zeitansatz 105 UE

Die Schülerinnen und Schüler besitzen die Kompetenz, die Einsatzbereitschaft verschiedener Rettungsmittel herzustellen und diese vor, während und nach einem Einsatz zu erhalten.

Die Schülerinnen und Schüler **informieren** sich über die in der Notfallrettung und im Krankentransport verwendeten *Fahrzeuge, Geräte, Instrumente* und *Arbeitsmittel* sowie über die einschlägigen *Hygienebestimmungen, Normen, Empfehlungen, Vorschriften, Gebrauchs- und Bedienungsanleitungen (auch in englischer Sprache)* und über die *gesetzlichen Grundlagen*. Auf dieser Basis verinnerlichen sie die Notwendigkeit der regelmäßigen Überprüfung von technischer und medizinischer Ausstattung sowie der Einhaltung hygienischer Standards.

Die Schülerinnen und Schüler **planen** und erstellen *Checklisten* und *Protokolle* zur strukturierten Überprüfung von *Fahrzeugen, Ausstattung und Geräten*. Sie **planen** Arbeitsabläufe zur fachgerechten *Durchführung hygienischer Maßnahmen* vor, während und nach dem Einsatz. Für die fachgerechte Umsetzung **ermitteln** sie die notwendigen Zeitpunkte, bestimmen die erforderlichen Werkzeuge, Hilfsmittel und Vorrichtungen und begründen ihre Auswahl.

Die Schülerinnen und Schüler **führen** die technische, medizinische Überprüfung der Rettungsmittel **durch**. Sie wählen die notwendigen Hygienemaßnahmen aus und **führen** diese **durch**. Sie übernehmen im Rahmen ihrer Rolle im Team Verantwortung für die Sicherheit am Arbeitsplatz für sich und andere, indem sie Auswirkungen des Nichtbeachtens von Unfallverhütungsvorschriften oder technischen Richtlinien verinnerlichen.

Die Schülerinnen und Schüler **überprüfen** die durchgeführten Tätigkeiten hinsichtlich ihrer Effektivität und Praktikabilität. Fehler werden systematisch auf ihre Ursachen **untersucht** und im Rahmen einer Veränderung der Handlungsabläufe berücksichtigt. Die Schülerinnen und Schüler **setzen sich** kritisch mit den Prozessabläufen **auseinander**. Sie entwickeln und präsentieren Strategien zur nachhaltigen, ökologischen, ergonomischen, wirtschaftlichen und arbeitsrechtlichen Optimierung. Sie beziehen die Erkenntnisse ihrer Reflexion in zukünftige Handlungsabläufe ein und optimieren diese.

Umsetzungshilfe zu Lernfeld 3

Ausbildungs- und Prüfungsinhalte

Material kennen und anwenden:

- Die Schülerinnen und Schüler eignen sich unter Anleitung die notwendigen Fertigkeiten zum sicheren Umgang mit Medizinprodukten an (Fahrzeuge, Geräte, Instrumente, Arbeitsmittel etc.).
  Diese Anleitung und Einweisung in die Handhabung und den Umgang mit den Medizinprodukten ersetzt nicht die nach MPG vorgeschriebene Geräteeinweisung für Anwenderinnen und Anwender.
  Diese ist Bestandteil des Praxiseinsatzes auf der Lehrrettungswache (**LF 5**).
- Sie sind sensibilisiert für die berufsrelevanten Aussagen des MPG und der MPBetrVO (**LF 5**).
- Sie verstehen die Pflichten/Vorschriften sowohl für den Hersteller, den Betreiber als auch für den Benutzer (**LF 5**).
- Sie gehen mit verschiedenen medizinischen Geräten entsprechend der Herstellerbestimmungen um und überprüfen deren Funktionsfähigkeit (**LF 4–6**):
  - EKG/Defibrillator
  - Beatmungsgerät
  - Absaugpumpe
  - Trage
  - Tragetuch
  - Tragestuhl
  - Raupe
  - Vakuummatratze
  - Bein-/Armschiene
  - Blutdruckmessgerät
  - Blutzuckermessgerät
  - etc.
- Sie benennen die verschiedenen Rettungsmittel und informieren sich über deren normgerechte Ausstattung (Krankentransportwagen, Rettungswagen, Intensivtransport, Notarztwagen) (**LF 4, 5, 7**).
- Sie wenden die gesetzlichen Vorschriften bezüglich des Umgangs mit Arzneimitteln an, verstehen das Arzneimittelgesetz und die Grundzüge der Arzneimittelbeschreibung und -beschriftung.
- Sie erkennen die Notwendigkeit des sachgemäßen und wirtschaftlichen Umgangs mit den zur Verfügung stehenden Materialien (**LF 1**):
  - Haltbarkeitsdatum/Verfall beachten
  - Ordnungsgemäße Lagerung
- Sie planen und erstellen Checklisten und Protokolle zur strukturierten Überprüfung von Fahrzeug, Ausstattung und Geräten und wenden diese im Arbeitsalltag an (**LF 5**).

Maßnahmen der Desinfektion und Hygiene durchführen:

- Die Schülerinnen und Schüler erarbeiten sich die berufsrelevanten Kenntnisse des Infektionsschutzgesetzes und der Hygiene-Verordnung.Sie verstehen und berücksichtigen diese (**LF 2**).
- Sie führen eine regelgerechte Desinfektion von Fahrzeug, Material und Geräten durch (**LF 4, 5,7**).
- Sie eignen sich Grundkenntnisse bezüglich HIV-Infektionen, Hepatitis-B-Infektionen, Impfvorschriften, Empfehlungen und Impfkalender für Kinder und Jugendliche an.
- Sie erarbeiten sich Grundkenntnisse bezüglich ausgewählter Impfungen (Hepatitis A und B, Tollwut, Influenza etc.).
- Sie erfassen und erstellen Arbeitsabläufe für die fachgerechte Durchführung hygienischer Maßnahmen vor, während und nach dem Einsatz.
- Sie wenden diese selbstständig bei der täglichen Arbeit im Rettungsdienst an.
- Sie erarbeiten sich fundiertes Wissen über die Grundbegriffe der Hygiene (**LF 2, 4, 5, 7**):
  - Allgemeine Hygiene (Umwelt-, Sozial-, Psychohygiene)
  - Arbeitsplatzhygiene
  - Antisepsis, Asepsis und Sepsis
  - Persönliche Hygiene
  - Desinfektion
  - Sterilisation
  - Pasteurisierung
  - Resistenz
  - Wirkungsbereiche und Wirkungsmechanismen
- *Sie ziehen bei Bedarf die zuständigen Desinfektorinnen und Desinfektoren hinzu.*
- Sie erarbeiten sich sichere Kenntnisse über den Umgang mit infektiösen Patienten (Eigenschutz, Fremdschutz etc.) (**LF 7**).

Im beruflichen Tätigkeitsfeld agieren:

- Die Schülerinnen und Schüler überprüfen regelmäßig die technische und medizinische Ausstattung.
- Sie erstellen selbstständig Checklisten und Protokolle.
- Sie vergleichen Ergebnisse hinsichtlich ihrer Effektivität, Wirksamkeit und Praktikabilität (**LF 4**).
- Sie setzen erforderliche Hilfsmittel und Werkzeuge wenn notwendig ein und begründen deren Auswahl (**LF 4**).
- Sie führen den täglichen Fahrzeugcheck zu Schichtbeginn durch (**LF 4, 5, 6**):
  - Medikamente auf Verfallsdatum kontrollieren
  - Materialien auf deren Bestand prüfen
  - Geräte auf Funktion kontrollieren
  - Fahrzeug auf Fahrtauglichkeit überprüfen
- Sie verinnerlichen die technischen Richtlinien und Unfallverhütungsvorschriften und richten ihr Handeln danach aus (**LF 4, 5, 7, 8, 9**).
- Sie treffen verantwortungsbewusste Entscheidungen, erkennen aufkommende Probleme und tragen zu deren Lösung bei.

Pädagogische/methodische Empfehlungen

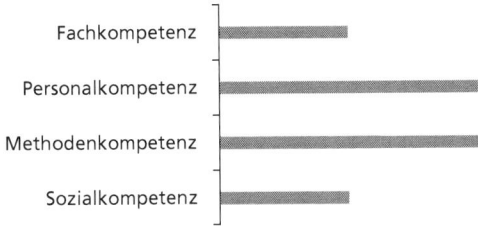

Abb. 7: Erwerb von Kompetenzen im LF 3

Lernfeld 3 stellt den Erwerb von Methoden- und Personalkompetenz in den Vordergrund.
  Auch die Fachkompetenz wird erweitert.
  Die Schülerinnen und Schüler lernen situativ die materielle Ausstattung einzelner Rettungsmittel kennen und praktisch anzuwenden sowie Geräte und Fahrzeuge einsatzbereit zu halten.
  Aus diesem Grund sollten die verwendeten Konzepte besonders geeignet sein, diese Kompetenzen zu vermitteln und zu festigen.
  Es eignen sich beispielsweise auf SOL (z. B. zum Aneignen relevanter Inhalte aus Bedienungsanleitungen) und POL basierende Lernarrangements.
  Es ist zu beachten, dass die meisten Inhalte von Lernfeld 3 auf den Einsatz am Lernort »Rettungswache« vorbereiten.
  Die an der Schule vorhandenen Medizinprodukte mussen dabei nicht zwangsläufig mit den auf der Wache vorgehaltenen übereinstimmen.
  Daher ist eine Einweisung nach MPG und MPBetrVO nicht im schulischen Rahmen vorgesehen.

Rollenspiel/Fallbeispiele:
Gruppen-/Partnerübung, hierbei wird der richtige Umgang mit möglichen Szenarien erprobt.
  Durch die Darstellung einfacher und alltäglicher, beruflicher Handlungssituationen, wie z. B. einer Übergabe zu Schichtbeginn durch die Vorbesatzung und anschließender Übernahme des Fahrzeuges (Schul-RTW), können die Maßnahmen der Fahrzeugübernahme, Gerätecheck oder Desinfektion dargestellt und eingeübt werden.

Gruppenarbeit:
Partnerarbeit, Bildung von Teams, diese erhalten ein Beispiel, welches es zu bearbeiten gilt.
  Die Ergebnisse werden im Plenum festgehalten, mögliche Ergänzungen durch Außenstehende, Festhalten der gesamten Ergebnisse durch einen Moderator (für alle zugänglich).
  Texte mithilfe von Nachschlagewerken, Fachbüchern, Internetdatenbanken etc. bearbeiten.
  Gruppenarbeiten eignen sich im Lernfeld 3 insbesondere zum Erarbeiten und Analysieren von Gesetzestexten oder Vorschriften, die in schriftlicher Form vorliegen.

Übungen zur Aussprache und Schreibweise medizinischer Fachtermini durchführen (Notfallprotokoll).

Impulsreferat:
Referate durch die Schülerinnen und Schüler bezüglich eines Themenschwerpunktes (möglich in Kleingruppen oder als Einzelreferate).
Im Lernfeld 3 geeignet zur kurzen und orientierenden Darstellung von hygienischen und pathophysiologischen (Infektionskrankheiten) Zusammenhängen.

Vorlesung:
Gezielter didaktischer Unterricht im Rahmen einer Vorlesung, theoretischer Input durch den Fachdozenten.
Kann als Grundlage und Einführung in die einzelnen Themenbereiche dienen.
Hygienisches, anatomisches und physiologisches Grundwissen sollte jedoch von den Schülern selbst erarbeitet werden und nicht im Frontalunterricht präsentiert werden.

Videodokumentation:
In verschiedenen Übungen (Rollenspiele, Fallbeispiele, Planspiele) kann mithilfe der Videoaufzeichnung gearbeitet werden. Videodokumentation und -analyse dienen den Schülerinnen und Schülern einen Gesamtüberblick über deren Handlungen zu erhalten und direkt Verbesserungen anzustreben.

Lernzielkontrollen:
Zur Feststellung und Dokumentation des Lernerfolges werden Lernzielkontrollen empfohlen.
Diese sollten auf Basis beruflicher Handlungssituationen die im Lernfeld vorgegebenen Kompetenzziele (s. o.) abbilden.

Literatur

Böhmer, R., Schneider, T. & Wolcke, B. (2013). *Taschenatlas Rettungsdienst: Der ständige Begleiter für den Rettungs- und Notarztdienst*. (10. Aufl.). Gau-Bischofsheim: Naseweis.
Flake, F. & Hoffmann, B. (Hrsg.). (2011). *Leitfaden Rettungsdienst*. (5. Aufl.). München: Urban & Fischer.
Hausmann, C. & Koller, M.M. (2011). *Psychologie, Soziologie und Pädagogik: Ein Lehrbuch für Pflege- und Gesundheitsberufe*. Wien: Facultas Universitätsverlag.
Huch, R. & Jürgens, K.D. (Hrsg.). (2011). *Mensch Körper Krankheit: Anatomie, Physiologie, Krankheitsbilder, Lehrbuch und Atlas für die Berufe im Gesundheitswesen*. (6. Aufl.). München: Urban & Fischer.
Jassoy, C., Lübbert, C., Schubert, S. & Schwarzkopf, A. (2013). *Mikrobiologie, Hygiene und Infektbiologie für Pflegeberufe*. Stuttgart: Thieme.
Kaiser. H, Lausch, A.P. & Stanosch, M. (2008). *Hygiene, Infektionslehre, Mikrobiologie und Pflege bei Infektionskrankheiten*. 6. Aufl. Wien: Facultas-Maudrich.
Kühn, D., Luxem, J. & Runggaldier, K. (Hrsg.) (2010). *Rettungsdienst heute*. (5. Aufl.) München: Urban & Fischer.
Möllenhoff, H. (Hrsg.) (2005). Hygiene für Pflegeberufe. (4. Aufl.). München: Urban & Fischer.
Schulz-Stübner (2011). *Hygiene und Infektionsprävention, Fragen und Antworten über 950 Fakten für Klinik und Praxis*. Berlin: Springer.

4.5 Lernfeld 4 – Einen Krankentransport durchführen

Markus Bela, Martin Großmann, Katherine Surtees und Konstanze Rösch

1. Ausbildungsjahr Zeitansatz 175 UE

> Die Schülerinnen und Schüler besitzen die Kompetenz, auf Basis ihrer Kenntnisse und Fertigkeiten bezüglich der organisatorischen, medizinischen und interaktiven Grundlagen, selbstständig einen Krankentransport durchzuführen.
>
> Die Schülerinnen und Schüler **informieren** sich über die organisatorischen Grundlagen des Krankentransportes. Sie **analysieren** die Einsatzindikatoren, die personellen und materiellen Ressourcen sowie die Patientensituation und leiten Auswirkungen für ihren Einsatz ab. Sie **erlangen Kenntnis** über die zur Verfügung stehenden Mittel zur Kommunikation und Dokumentation.
>
> Die Schülerinnen und Schüler **planen** und **strukturieren** alle notwendigen Handlungsabläufe für die Durchführung eines Krankentransports (*Alarmierung, Anfahrt, Übernahme, Transport, Übergabe, Herstellen der Einsatzbereitschaft*). Hierbei beziehen sie medizinische Erwägungen, Aspekte des Qualitätsmanagements sowie wirtschaftliche und ökologische Kriterien mit ein.
>
> Die Schülerinnen und Schüler **führen** einen Krankentransport **durch**, indem sie die Ergebnisse ihrer Planung mit der Situation vor Ort abgleichen. Hierbei beachten sie die pflegerischen, individuellen und situativen Bedürfnisse der Patientenklientel und **passen** ihre Maßnahmen und Handlungen daran **an**. Während des Transportes **reagieren** sie angemessen und zielgerichtet auf Zwischenfälle. Sie **führen** die fernmündliche Kommunikation (*Leitstelle, Zielklinik etc.*) sowie eine vollständige und sorgfältige *Übergabe* und *Dokumentation* **durch**.
>
> Die Schülerinnen und Schüler **überprüfen** ihr Handeln in Bezug auf Patientenzentrierung, Transportdurchführung, Patientensicherheit und Kommunikation. Sie **reflektieren** konstruktiv und selbstkritisch die Handlungen im Team, beziehen die Ergebnisse in ihr zukünftiges Handeln mit ein und optimieren diese.

Umsetzungshilfe zu Lernfeld 4

Ausbildungs- und Prüfungsinhalte

Patienten und Angehörige betreuen:

- Die Schülerinnen und Schüler erweitern ihre berufsrelevanten Kenntnisse und Fertigkeiten im Bereich »Betreuung und Kommunikation mit Patientinnen und Patienten sowie Angehörigen«.
- Sie sind sensibilisiert für Besonderheiten im Umgang mit bestimmten Patienten- und Angehörigengruppen und erweitern ihre Sozialkompetenz:

- Kommunikationshilfsmittel
- Ausländische Patientinnen und Patienten
- Umgang mit Hörgeräten
- Umgang mit Gehörlosen/Blinden
- Arbeiten im Team

Im Team und Arbeitsumfeld agieren:

- Die Schülerinnen und Schüler erarbeiten sich sichere Kenntnisse bezüglich des erwünschten Verhaltens auf der Rettungswache:
  - Strukturen und Hierarchien am Arbeitsplatz
  - Verhalten bei Dienstbeginn
  - Pünktlichkeit
  - Zuverlässigkeit
  - Verhalten bei Krankheit (Krankmeldung etc.)
- Sie vertiefen und festigen ihre Kenntnisse bezüglich der Organisationsstruktur des Krankentransportes:
  - Definition Krankentransport
  - Einsatzindikationen KTW (hierbei auch auf Mehrzwecksystem eingehen)
  - Sekundärtransporte
  - »First Responder«
  - NA- Zubringer
  - Bluttransport
  - Verschiedene Transportarten (Relevant für Abrechnungen)
  - Entlassfahrten
  - Verlegung
  - Konsilfahrt
  - Ggf. Primäreinsatz
- Sie führen eine Fahrzeuganmeldung/-abmeldung/-übergabe durch:
  - An-/Abmeldung bei der Leitstelle bei Dienstbeginn/-ende
  - Übernahme Fahrzeug von Kolleginnen/Kollegen
- Sie führen den einsatzbezogenen Funkverkehr durch, können einen Auftrag annehmen und sind in der Lage, sich die entsprechenden Informationen zu beschaffen:
  - Alarmierungsmöglichkeiten (DME/FME/FMS/Mobiltelefon/Wachalarm/...)
  - Informationen, die für Auftrag benötigt werden
  - Bestätigung Auftragsübernahme
- Sie organisieren und planen die Anfahrt/Ankunft zu einem Einsatzort:
  - Navigation/Kartenmaterial
  - Bestätigung der Ankunft am Zielort an Leitstelle
  - Fahrzeug am Einsatzort abstellen
- Sie eignen sich Kenntnisse an, die sie dazu befähigen, die Situation vor Ort adäquat einzuschätzen, angepasste Maßnahmen einzuleiten und diese zu begründen:
  - Verhalten in fremder Wohnung/Krankenhaus/etc.
  - Allgemeines Auftreten
  - Eigenschutz

- Umgang mit Patientinnen und Patienten/Angehörigen/Dritten/medizinischem Personal
- Umgang mit Patientenhilfsmitteln (Heimsauerstoff, Stoma, Katheter, ...)
- Informationsbeschaffung über Patientinnen und Patienten
- Übergabe von Ärztinnen und Ärzten/Pflegepersonal etc.
- Ärztliche Einweisungspapiere
- Ggf. Entscheidung über aufnehmende Klinik
- Umgang Patienteneigentum (Wertgegenstände, Versicherungskarte, Generalvollmacht, Patientenverfügung, Allergiepass, Marcumarpass, Schrittmacherpass etc.)
- Transportart und Hilfsmittel [Tragestuhl, Trage, Tragetuch, Schaufeltrage/Vakuummatratze, Rollstuhl, Nachtstuhl, Sitzgriff, Tragering, Rollboard, Lifter, Treppenlift, Gehen lassen, ggf. Retten aus Gefahrenbereich (Rettungsgriffe)]
- Rückenschonendes Heben und Tragen
- Tragehilfe
- Patientensicherung bei Transport ins Fahrzeug und im Fahrzeug (Rechtliche Grundlagen, Körperverletzung, wenn nicht angeschnallt, von Schaufeltrage fällt, Systeme für Kinder etc.)
- Mitnahme von Angehörigen
- Mitnahme/Sicherung von Gepäck
- Überwachung während des Transports
- Rückmeldung an Leitstelle (z.B. bei Transport durch mehrere Leitstellenbereiche)
- Verhalten bei fehlenden Transportpapieren/Einweisungspapieren
• Sie wenden pflegerische Maßnahmen bei Bedarf an (Urinfasche, Steckbecken, Brechauffangmittel, Lagerungen, prophylaktische Maßnahmen bei Langstreckenfahrten etc.)
• Sie sind über Methoden der modernen Pflege informiert und besitzen Grundkenntnisse über Pflegehilfsmittel:
  - Dekubitusmatratze
  - Insulinpumpe
  - Heimbeatmungsgerät
  - Umgang mit Sonden, Kathetern, Ports
  - Shuntarm
  - Tracheostoma
  - Anus praeter
  - Prothesen und Orthesen
  - Rollstühle, Rollatoren und weitere Gehhilfen
  - etc.
• Sie reagieren adäquat auf unvorhergesehene Ereignisse während eines Krankentransports (**LF 2**):
  - Umgang mit Zwischenfällen (Fahrzeugdefekt, Vorbeifahren an Unfallstelle, patientenbezogene Zwischenfälle z.B. Sturz etc.)
  - Notfallereignis, Durchführung spezieller Maßnahmen (Überwachung Vitalparameter, Absaugen der oberen Atemwege, Blutzuckerüberwachung, Umgang mit Sauerstoff während der Fahrt etc.)

- Sie führen einen Infektionstransport durch:
  - Verdacht auf Infektion kennen und entsprechend handeln
  - Vorbereitung (erweiterte PSA)
  - Einholen von Informationen (Hygienehandbuch)
  - Durchführung
  - Nachbereitung (Hygienehandbuch)
  - Dokumentation (Infektionstransportprotokoll)
- Sie erkennen besondere Einsatzlagen im Krankentransport und leiten situationsangepasste Maßnahmen ein:
  - Zwangseinweisung (rechtliche Grundlagen)
  - Miteinbeziehung weiterer Kräfte (RTW/NEF/Polizei/Feuerwehr/Tragehilfe/Schwerlast-RTW/PSNV/KIT/Seelsorge/...)
  - Aufnahmeverweigerung Klinik
  - Mitwirken bei größeren Einsatzlagen (VU/Brandeinsatz/MANV/...)
  - Verhalten nach belastenden Einsätzen
  - etc.

Pädagogische/methodische Empfehlungen

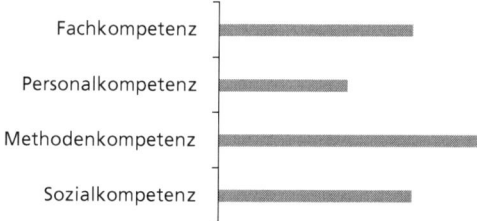

Abb. 8: Erwerb von Kompetenzen im LF 4

Lernfeld 4 stellt den Erwerb von Methoden- und Fachkompetenz in den Vordergrund.

Auch die Sozialkompetenz wird erweitert.

Die Schülerinnen und Schüler lernen, einen Krankentransport fachgerecht durchzuführen und hierbei die Patienten situationsgerecht zu betreuen.

Aus diesem Grund sollten die verwendeten Konzepte besonders geeignet sein, diese Kompetenzen zu vermitteln und zu festigen.

Es eignen sich beispielsweise auf SOL und POL basierende Lernarrangements.

Es ist zu beachten, dass die meisten Inhalte von Lernfeld 4 auf den Einsatz am Lernort »Rettungswache« vorbereiten.

Die an der Schule vorhandenen Medizinprodukte müssen dabei nicht zwangsläufig mit den auf der Wache vorgehaltenen übereinstimmen.

Daher ist eine Einweisung nach MPG und MPBetrVO nicht im schulischen Setting vorgesehen.

POL:
Zu den einzelnen hygienischen Thematiken kann hier auf die Arbeitsergebnisse des POL aus LF 2 zurückgegriffen und diese ebenfalls in der Methodik des Problemorientierten Lernens erweitert werden.

EOL:
Für den Themenbereich Kommunikation mit ausländischen Patienten und sinneseingeschränkten Personen eignet sich in besonderer Weise das Konzept des erfahrungsorientierten Lernens mit Methoden wie z. B. innere Bilder oder Blindenführung.

Rollenspiel/Fallbeispiele:
Gruppen-/Partnerübung, hierbei wird der richtige Umgang mit möglichen Szenarien erprobt.

Durch Darstellung einfacher und alltäglicher, beruflicher Handlungssituationen, wie z.B. dem Einbinden der Kommunikation per Telefon und Funk mit der »Leitstelle«, dem Transportmanagement inkl. z.B. dem Transport durch ein Treppenhaus o.ä., können die für die Durchführung eines Krankentransportes notwendigen Fertigkeiten eingeübt und vertieft werden.

Gruppenarbeit:
Partnerarbeit, Bildung von Teams, diese erhalten ein Beispiel, welches es zu bearbeiten gilt.

Die Ergebnisse werden im Plenum festgehalten, mögliche Ergänzungen durch Außenstehende, Festhalten der gesamten Ergebnisse durch einen Moderator (für alle zugänglich).

Texte mithilfe von Nachschlagewerken, Fachbüchern, Internetdatenbanken etc. bearbeiten.

Fallbesprechungen eignen sich im Lernfeld 4 insbesondere zum Erarbeiten und Analysieren von Gesetzestexten oder Vorschriften, die in schriftlicher Form vorliegen.

Impulsreferat:
Referate durch die Schülerinnen und Schüler bezüglich eines Themenschwerpunktes (möglich in Kleingruppen oder als Einzelreferate).

Vorlesung:
Gezielter didaktischer Unterricht im Rahmen einer Vorlesung, theoretischer Input durch den Fachdozenten.

Kann als Grundlage und Einführung in die einzelnen Themenbereiche dienen. Hygienisches, rechtliches und einsatztaktisches Grundwissen sollte jedoch von den Schülern selbst erarbeitet und nicht im Frontalunterricht präsentiert werden.

Exkursion:
Um sich über die pflegerischen Hilfsmittel und ihre Anwendungen zu informieren, kann eine Exkursion zu Hilfsmittelherstellern und Sanitätshäusern durchgeführt

werden. Des Weiteren empfiehlt es sich, für die Themen der Auftragsannahme, -planung und -abwicklung unterstützend einen Besuch in einer Rettungsdienstleitstelle einzuplanen.

Videodokumentation:
In verschiedenen Übungen (Rollenspiele, Fallbeispiele, Planspiele) kann mithilfe der Videoaufzeichnung gearbeitet werden. Videodokumentation und -analyse dienen den Schülerinnen und Schülern dazu, einen Gesamtüberblick über deren Handlungen zu erhalten und direkt Verbesserungen anzustreben.

Lernzielkontrollen:
Zur Feststellung und Dokumentation des Lernerfolges werden Lernzielkontrollen empfohlen.

Diese sollten auf Basis beruflicher Handlungssituationen die im Lernfeld vorgegebenen Kompetenzziele (s. o.) abbilden.

Literatur

Bastigkeit, M. (2005). *Können Sie mich verstehen? Sicher kommunizieren im Rettungsdienst*. Edewecht: S+K.
Fehn, K. & Selen, S. (2010). *Rechtshandbuch für Feuerwehr-, Rettungs- und Notarztdienst*. Edewecht: S+K.
Flake, F. & Runggaldier, K. (2008). *Arbeitstechniken A-Z für den Rettungsdienst*. München: Urban & Fischer.
Handl, G. (2012). *Angewandte Hygiene, Infektionslehre und Mikrobiologie: Ein Lehrbuch für Pflege- und Gesundheitsberufe*. Wien: facultas.wuv.
Hartl, P. & Merzbach, G. (2010). *Digitalfunk (Die roten Hefte)*. (2. Aufl.). Stuttgart: Kohlhammer.
Hell, W. (2007). *Alles Wissenswerte über Staat, Bürger, Recht: Eine Staatsbürger- und Gesetzeskunde für Fachberufe im Gesundheitswesen*. Stuttgart: Thieme.
Hellmich, Ch. (2010). *Qualitätsmanagement und Zertifizierung im Rettungsdienst*. Berlin: Springer.
Kardels, B., Kinn, M. & Pajonk, F.-G. (2007). *Akute psychiatrische Notfälle: Ein Leitfaden für den Notarzt- und Rettungsdienst*. Stuttgart: Thieme.
Kramer, A., Daeschlein, G., Chergui, B. & Wagenvoort, J.H. (2005). *Hygiene: Prüfungswissen für Pflege- und Gesundheitsfachberufe*. München: Elsevier.
Lasogga, F. & Karutz, H. (2012). *Hilfen für Helfer: Belastungen – Folgen – Unterstützung*. Edewecht: S+K.
Marten, M. (2005). *BOS-Funk 1: Handbuch für den Funkdienst bei Behörden und Organisationen mit Sicherheitsaufgaben (BOS) in Deutschland*. Mechenheim: Siebel.
Riedel, R. & Schulenburg, D. (2011). *Wichtige Rechtstexte des Gesundheitswesens*. Heine: NWB.
Rösch, S. & Linsenmayr, R. (2012). *Vom Umgang mit schwierigen und gewaltbereiten Klienten*. Köln: Balance Buch + Medien.
Schulz von Thun, F. (2013). *Miteinander reden 1: Störungen und Klärungen*. Reinbek: Rowohlt.
Schulz von Thun, F. (2013). *Miteinander reden 2: Stile, Werte und Persönlichkeitsentwicklung*. Reinbek: Rowohlt.
Simon. W. (2004). *GABALS großer Methodenkoffer: Grundlagen der Kommunikation*. Offenbach: Gabal.
Tewes, R. (2010). *Wie bitte? – Kommunikation in Gesundheitsberufen*. Berlin: Springer.
Tries, R. (2005). *Strafrechtliche Probleme im Rettungsdienst: Erklärungen, Fallbeispiele und Verhaltenstipps*. (3. Aufl.). Edewecht: S+K.

Wiedemann, M. (2011).*Hygiene im Rettungsdienst*. München: Urban & Fischer.
Wolf, A. & Tanzer, W. (2012). *Hygieneleitfaden für den Rettungsdienst: Das Handbuch für die tägliche Praxis*. (4. Aufl.). Edewecht: S+K.

Auszüge aus Qualitätsmanagementhandbüchern der Leistungserbringer.
DIN EN 1789 in der jeweils gültigen Fassung.
Bedienungsanleitungen der im KTW vorgehaltenen Materialien und Hilfsmittel.
Rettungsdienstgesetz Baden-Württemberg in der jeweils gültigen Fassung.
www.rki.de
www.gesetze-im-internet.de (Volltextsuche »Krankentransport« z. B.: SGB V §133)

4.6 Lernfeld 5 – Bei Notfalleinsätzen assistieren und erweiterte notfallmedizinische Maßnahmen durchführen

Matthias Ziegler, Lisa Roth, Nils Haag und Jürgen Mohrbacher

2. Ausbildungsjahr Zeitansatz 315 UE

> Die Schülerinnen und Schüler besitzen die Kompetenz, diagnostische und erweiterte notfallmedizinische Maßnahmen in Assistenz oder unter Anleitung durchzuführen. Sie unterstützen das Team bei der Versorgung und richten ihr situations- und patientenbezogenes Handeln nach dem aktuellen Stand von Wissenschaft und Technik aus.
>
> Die Schülerinnen und Schüler **informieren** sich über die Situation und den Zustand der Patientinnen und Patienten (*Situationsanalyse, Elementardiagnostik, ABCDE-Schema, Erfassen der Leitsymptome, Anamnese, körperliche Untersuchung, apparative Diagnostik*), insbesondere im Hinblick auf eine vitale Gefährdung.
>
> Auf der Grundlage ihrer Erkenntnisse **planen** die Schülerinnen und Schüler unter Berücksichtigung aktueller Leitlinien, Algorithmen und gängiger Einsatzkonzepte die ihnen zugewiesenen Maßnahmen in Abstimmung mit dem Team.
>
> Die Schülerinnen und Schüler **führen** unter Beachtung der Gefahrenabwehr und des Eigenschutzes die ihnen zugewiesenen Maßnahmen (*Sicherung der Atemwege, Beatmung und Narkoseeinleitung, Stabilisierung des Kreislaufs, chirurgische Versorgung, Überwachung der Patientinnen und Patienten etc.*) **durch**. Dabei berücksichtigen sie neben den rechtlichen Aspekten auch die Lebenssituation und die jeweilige Lebensphase der Erkrankten, Verletzten und sonstigen Beteiligten sowie deren Selbstständigkeit und Selbstbestimmung. Anschließend protokollieren sie die Versorgung der Notfallpatientin oder des Notfallpatienten.

Die Schülerinnen und Schüler **analysieren** und **beurteilen** den Einsatz im Team. Dabei reflektieren sie auch ihr eigenes Verhalten in Bezug auf die Zusammenarbeit im Team während des gesamten Einsatzes, die gegenseitige Wertschätzung und ihre Einstellung zur Arbeit. Sie **diskutieren** die Maßnahmen hinsichtlich des Zeitpunkts der Durchführung, der Korrektheit und ihrer Wirksamkeit und **leiten** daraus allgemeingültige Optimierungsmöglichkeiten **ab**. Auf dieser Grundlage passen sie ihr künftiges Handeln an und **übertragen** dies auf vergleichbare Notfalleinsätze.

Die Schülerinnen und Schüler **reflektieren** konstruktiv und selbstkritisch die Handlungen im Team, beziehen die Ergebnisse in ihr zukünftiges Handeln mit ein und optimieren diese.

Umsetzungshilfe zu Lernfeld 5

Ausbildungs- und Prüfungsinhalte

Analyse der Begleitumstände und Erstbeurteilung des Patienten:

- Die Schülerinnen und Schüler analysieren die Begleitumstände von Notfallsituationen und bewerten diese (**LF 7**):
  - Szenenbeurteilung und Gefahrenanalyse
  - Auffindesituation von Notfallpatienten bewerten
  - Initiales Assessment durchführen und interpretieren
  - Unfall- und Verletzungsmechanismus beschreiben und bewerten
- Sie führen eine strukturierte Anamnese durch und übertragen den ermittelten Sachverhalt situationsbezogen (**LF 2, 7**):
  - Ablauf der Eigenanamnese kennen und durchführen
  - Ablauf der Fremdanamnese kennen und durchführen
  - Erfassen und Beurteilen der Leitsymptome
- Sie untersuchen die Notfallpatientinnen und -patienten und bewerten die Ergebnisse (**LF 2, 7**):
  - Inspektion
  - Auskultation
  - Palpation
  - Perkussion
  - Bodycheck/schnelle Trauma-Untersuchung
- Sie wenden die apparative Diagnostik an und beurteilen die Ergebnisse (**LF 2, 7**):
  - Pulsoxymetrie
  - Kapnometrie/Kapnografie
  - 3-Kanal EKG/12-Kanal
  - Nicht invasive Blutdruckmessung
  - Blutzuckermessung
  - Temperaturmessung
  - etc.

Nach aktuellen Versorgungsalgorithmen handeln:

- Die Schülerinnen und Schüler vertiefen ihre Kenntnisse zu den aktuellen Leitlinien der zuständigen Fachgesellschaften zur Versorgung relevanter Notfallbilder.
- Sie analysieren den Aufbau von Versorgungsalgorithmen und beschreiben die Inhalte in unterschiedlicher Form:
  - Prosatext
  - Tabellen
  - Checklisten
  - Algorithmen

Notfallsituationen in Assistenzfunktion und unter Anleitung abarbeiten:

- Die Schülerinnen und Schüler erarbeiten sich die notfallmedizinisch relevanten Kenntnisse, um unter Anleitung und in Assistenzfunktion eine leitliniengerechte Versorgung und Behandlung von Krankheitsbildern und Verletzungsmustern durchzuführen (LF 2, 7).
- Internistische Krankheitsbilder bei Erwachsenen und Kindern (**LF 2**):
  - Akutes Coronar Syndrom
  - Lungenödem
  - Hypertensive Notfälle
  - Lungenembolie
  - Asthma Bronchiale
  - COPD
  - Krupp Syndrom
  - Anaphylaxien
  - Sepsis
  - Intoxikationen
  - Endokrine Notfälle
  - etc.
- Chirurgische Krankheitsbilder bei Erwachsenen und Kindern (**LF 2**):
  - Akutes Abdomen
  - Gefäßverschlüsse
- Traumatologische Krankheitsbilder bei Erwachsenen und Kindern (**LF 2**):
  - Schädel-Hirn-Trauma
  - Wirbelsäulentrauma
  - Thoraxtrauma
  - Abdominaltrauma
  - Extremitätentrauma
  - Polytrauma
  - Brandverletzung
  - etc.
- Neurologische Krankheitsbilder bei Erwachsenen und Kindern (**LF 2**):
  - Apoplektischer Insult
  - Epileptische Anfälle/Status Epilepticus/Fieberkrämpfe

- Synkopen
- Schwindel
- Kopfschmerz
- Spezielle Krankheitsbilder gynäkologischer Genese (**LF 2**):
  - Schwangerschaftskomplikationen
  - Vaginale Blutungen
  - Entzündliche Prozesse
  - Tumorerkrankungen
  - etc.

Bei erweiterten Maßnahmen assistieren:

- Die Schülerinnen und Schüler vertiefen ihre Kenntnisse und Fertigkeiten, um bei Maßnahmen zur Sicherung des Atemwegs und der Atmung zu assistieren (**LF 7**):
  - Endotracheale Intubation
  - Thoraxdrainage und Thoraxpunktion
  - Koniotomie/Tracheotomie
  - Beatmungsgerät einstellen und überwachen
  - Narkoseeinleitung/-aufrechterhaltung
  - Nicht invasive Beatmung
  - etc.
- Sie vertiefen ihre Kenntnisse und Fertigkeiten, um bei Maßnahmen zur Stabilisierung des Kreislaufs zu assistieren:
  - Gefäßzugänge (peripher, intraossär und zentral)
  - Stromtherapie
  - Medikamentöse Therapie
- Sie vertiefen ihre Kenntnisse und Fertigkeiten, um bei Maßnahmen der chirurgischen/traumatologischen Versorgung zu assistieren:
  - Blutstillung
  - Immobilisation
  - Reposition von Frakturen und Luxationen
  - Schmerztherapie
- Sie vertiefen und berücksichtigen dabei ihre Kenntnisse im Bereich der rechtlichen Aspekte bei der Assistenz von erweiterten Maßnahmen:
  - Delegation
  - Verhältnismäßigkeit
  - Einwilligung
  - Geschäftsführung ohne Auftrag

Notfallmedizinische Maßnahmen unter Anleitung durchführen:

- Die Schülerinnen und Schüler führen Maßnahmen zur Sicherung des Atemwegs und der Atmung unter Anleitung durch (**LF 7**):
  - Assistierte Beatmung
  - Entlastungspunktion beim Pneumothorax
  - Endotracheale Intubation

- Sie führen Maßnahmen zur Stabilisierung des Kreislaufs unter Anleitung durch (**LF 7**):
  - Periphere Venenpunktion
  - Intraossäre Punktion
  - Stromtherapie (Defibrillation, Kardioversion, transthorakales Pacing)
  - Medikamentöse Therapie und Applikationswege
- Sie führen Maßnahmen der chirurgischen Versorgung unter Anleitung durch (**LF 2, 7**):
  - Blutstillung
  - Immobilisation
  - Reposition
  - Analgesie und Analgosedierung
  - etc.

Verschiedene Verfahren der Dokumentation kennen und unter Anleitung anwenden:

- Die Schülerinnen und Schüler wenden verschiedene Dokumentationssysteme an.
- Sie führen maßnahmenorientierte Einsatzdokumentationen situationsgerecht durch.
- Sie lernen den Aufbau verschiedener Einsatzprotokolle und deren Einsatzmöglichkeiten kennen.

Pädagogische/methodische Empfehlungen

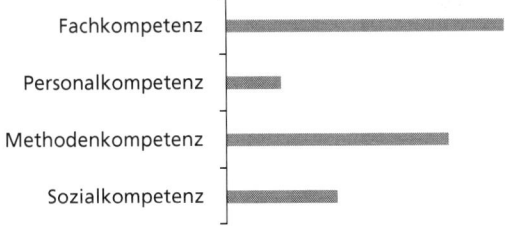

Abb. 9: Erwerb von Kompetenzen im LF 5

Lernfeld 5 stellt den Erwerb von Fach- und Methodenkompetenz in den Vordergrund.

Die Schülerinnen und Schüler lernen, einen Notfalleinsatz in der Rolle des Teampartners fachgerecht durchzuführen und einzelne invasive Maßnahmen in Delegation auszuführen.

Aus diesem Grund sollten die verwendeten Konzepte besonders geeignet sein, diese Kompetenzen zu vermitteln und zu festigen.

Es eignen sich beispielsweise auf POL und Skilltrainings basierende Lernarrangements.

Es ist zu beachten, dass die meisten Inhalte von Lernfeld 5 auf den Einsatz am Lernort »Rettungswache« aufbauen.

Die Schülerinnen und Schüler sind im zweiten Ausbildungsjahr bereits erfahren in der Betreuung von Patientinnen und Patienten und der Durchführung einfacher, lebenserhaltender Maßnahmen, die sie in der Klinik und der Lehrrettungswache erworben und vertieft haben.

Der didaktische Schwerpunkt in Lernfeld 5 sollte also sehr praxisorientiert gesetzt werden.

Rollenspiel/Fallbeispiele:
Gruppen-/Partnerübung, hierbei wird der richtige Umgang mit möglichen Szenarien erprobt.

Durch Darstellung komplexerer, beruflicher Handlungssituationen in Form von Fallbeispielen inklusive der Einbindung von

- sozioökonomischen Gegebenheiten,
- Kommunikation mit Patienten und Angehörigen,
- Kommunikation per Telefon und Funk mit der »Leitstelle«,
- Assistenz bei erweiterten Maßnahmen,
- Durchführen von erweiterten Maßnahmen auf Delegation und
- dem Transportmanagement inkl. z. B. Transport durch ein Treppenhaus o. ä.

können die für die Durchführung eines Notfalleinsatzes notwendigen Fertigkeiten eingeübt und vertieft werden.

Dabei sollte auch das Instrument der Videodokumentation eingesetzt werden.

Gruppenarbeit:
Partnerarbeit, Bildung von Teams, diese erhalten ein Beispiel, welches es zu bearbeiten gilt.

Die Ergebnisse werden im Plenum festgehalten, mögliche Ergänzungen durch Außenstehende, Festhalten der gesamten Ergebnisse durch einen Moderator (für alle zugänglich).

Texte mithilfe von Nachschlagewerken, Fachbüchern, Internetdatenbanken etc. bearbeiten.

Gruppenarbeiten eignen sich im Lernfeld 5 insbesondere zum Erarbeiten und Analysieren von anatomischen und physiologischen Zusammenhängen und deren Auswirkung auf die zu treffenden Maßnahmen sowie auf das Erarbeiten von Versorgungsalgorithmen anhand der aktuellen Leitlinien. Zum Beispiel können folgende Methoden angewendet werden:

- Gruppenpuzzle
- Werkstattunterricht
- Aufgabenzirkel
- Vernissage/Markt der Möglichkeiten

Übungen zur Aussprache und Schreibweise medizinischer Fachtermini durchführen (Notfallprotokoll).

Impulsreferat:
Referate durch die Schülerinnen und Schüler bezüglich eines Themenschwerpunktes (möglich in Kleingruppen oder als Einzelreferate). Im Lernfeld 5 geeignet zur kurzen und orientierenden Darstellung von rechtlichen oder notfallmedizinischen Aspekten (Krankheitsbilder etc.)

Vorlesung:
Gezielter didaktischer Unterricht im Rahmen einer Vorlesung, theoretischer Input durch den Fachdozenten.

Kann als Grundlage und Einführung in die einzelnen Themenbereiche dienen. Anatomisches und physiologisches Grundwissen sollte jedoch von den Schülern selbst erarbeitet und nicht im Frontalunterricht präsentiert werden.

Videodokumentation:
In verschiedenen Übungen (Rollenspiele, Fallbeispiele, Planspiele) kann mithilfe der Videoaufzeichnung gearbeitet werden. Videodokumentation und -analyse dienen den Schülerinnen und Schülern dazu, einen Gesamtüberblick über deren Handlungen zu erhalten und direkt Verbesserungen anzustreben.

Lernzielkontrollen:
Zur Feststellung und Dokumentation des Lernerfolges werden Lernzielkontrollen empfohlen. Diese sollten auf Basis beruflicher Handlungssituationen die im Lernfeld vorgegebenen Kompetenzziele (s. o.) abbilden.

Literatur

Brockmann, J. & Rossaint, R. (Hrsg.). (2008). *Repetitorium Notfallmedizin*. Berlin: Springer.
Dietz, T.G. & Schubert, M.P. (2008). *Der EKG-Knacker. Das Notfall-EKG-Buch*. (2. Aufl.). Berlin: de Gruyter.
Fercher, P. (2013). *Brücken in die Welt der Demenz*. München: Reinhardt.
Gerlach, U. (2011). *Innere Medizin für Gesundheits- und Krankenpflege*. (7. Aufl.). Stuttgart: Thieme.
Hick, C. & Hick, A. (Hrsg.). (2013). *mediscript Kurzlehrbuch Physiologie*. (7. Aufl.). München: Elsevier.
Kretz, F.-J. (2007). *Medikamentöse Therapie, Arzneimittellehre für Pflegeberufe*. (5. Aufl.). Stuttgart: Thieme.
Lederhuber, H.Chr. & Lange, V. (2010). *BASICS Kardiologie*. (2. Aufl.). München: Elsevier.
Madler, C., Jauch, K.-W., Werdan, K., Siegrist, J., & Pajonk, F.G. (Hrsg.). (2005). *Das NAW-Buch: Akutmedizin der ersten 24 Stunden*. München: Elsevier.
Matolycz, E. (2011). *Pflege von alten Menschen*. Wien: Springer.
Menche, N. (Hrsg.). (2007). *Biologie, Anatomie, Physiologie, Lehrbuch für Pflegeberufe*. (6. Aufl.). München: Elsevier.
Müller, S. (2007). *Memorix Notfallmedizin*. (8., aktual. Aufl.). Stuttgart: Thieme.
NAEMT (Hrsg.) (2011). *Präklinisches Traumamanagement*. München: Elsevier.
NAEMT (Hrsg.) (2012). *Advanced Medical Life Support*. München: Elsevier.
Oczenski, W. (2008). *Atem – Atemhilfen, Atemphysiologie und Beatmungstechnik*. (5. Aufl.). Stuttgart: Thieme.
Sauter, D. (2011). *Lehrbuch psychiatrische Pflege*. (3. Aufl.). Bern: Huber.
Silbernagl, S. & Despopoulos, A. (2012). *Taschenatlas Physiologie*. (8. Aufl.). Stuttgart: Thieme.

Teising, D. (2009). *Neonatologische und pädiatrische Intensivpflege, Praxisleitfaden und Lernbuch.* (4. Aufl.). Berlin: Springer.
Timmermann, A. (2012). Handlungsempfehlung für das präklinische Atemwegsmanagement. *Notf.med. up2date,* 7 (2), 105–120.
Ulrich, L. (2010). *Intensivpflege und Anästhesie.* (2. Aufl.). Stuttgart: Thieme.
http://www.awmf.org/uploads/tx_szleitlinien/030-041l_S1_Erster_epileptischer_Anfall_und_Epilepsien_im_Erwachsenenalter_2013-08_1.pdf (aufgerufen am 07.03.2014).
http://www.awmf.org/uploads/tx_szleitlinien/053-011l_S3_Schlaganfall_2012-10.pdf (aufgerufen am 07.03.2014).
http://www.awmf.org/uploads/tx_szleitlinien/nvl-003l_S3_COPD_abgelaufen.pdf (aufgerufen am 07.03.2014).
http://www.awmf.org/uploads/tx_szleitlinien/012-019l_S3_Polytrauma_Schwerverletzten-Behandlung_2011-07.pdf (aufgerufen am 07.03.2014).
http://www.escardio.org/guidelines-surveys/esc-guidelines/Pages/acs-st-segment-elevation.aspx (aufgerufen am 07.03.2014).
http://www.grc-org.de/leitlinien2010 (aufgerufen am 07.03.2014).
http://www.klinikum.uni-heidelberg.de/fileadmin/Anaesthesie/klinik/notfallmedizin/pdf/intech-cme-2010.pdf (aufgerufen am 07.03.2014).
http://www.patienten-rechte-gesetz.de/ (aufgerufen am 07.03.2014).
http://www.recht-im-rettungsdienst.de/ (aufgerufen am 07.03.2014).
http://www.versorgungsleitlinien.de/themen/asthma/pdf/nvl-asthma-2.aufl.-lang-5.pdf (aufgerufen am 07.03.2014).

4.7 Lernfeld 6 – Patientinnen und Patienten, Angehörige, Kolleginnen und Kollegen sowie Dritte unterstützen und beraten

Christine Raatz, Katja Pumpe, Philipp Kiecherer und Simon Schönecker

2. Ausbildungsjahr Zeitansatz: 245 UE

> Die Schülerinnen und Schüler besitzen die Kompetenz, Patientinnen und Patienten, Angehörige, Kolleginnen und Kollegen sowie Dritte zu unterstützen und zu beraten.
> Sie besitzen die Kompetenz, verschiedene Lebens- und Gefühlslagen sowie Probleme der genannten Personengruppen wahrzunehmen, diese zu bewerten und ihr Handeln anzupassen.
> Die Schülerinnen und Schüler **analysieren** Einsatzsituationen in Hinblick auf die Notwendigkeit einer psychosozialen Betreuung, Beratung, Konfliktlösung oder anderweitige Unterstützung zusätzlich zu den notfallmedizinischen Aspekten. Sie **leiten** potenziell gefahrenträchtige Umstände aufgrund der psychischen Verfassung der anwesenden Personen **ab**. Sie **schätzen** die Lebenssituation, Bedürfnisse und emotionale Verfassung der Betroffenen **ein**

und **wägen ab**, ob weitere Kooperationspartner und/oder Behörden benötigt werden.

Die Schülerinnen und Schüler **planen** den Einsatzablauf unter Berücksichtigung der körperlichen und seelischen Verfassung der Patientin oder des Patienten bzw. der Angehörigen. Sie *planen* die bedarfsgerechte Anforderung weiterer Organe *(niedergelassene Ärzte, ärztlicher Bereitschaftsdienst, Brückenschwestern, Pflegedienst, Hospizdienst, Notfallseelsorge, Hebamme, Polizei, Jugendamt etc.)* und/oder die Vermittlung an andere *Anlaufstellen* sowie die *Unterbringungsmöglichkeiten für Tiere*. Sie **planen** die situationsgerechte Kommunikation mit *aggressiven, depressiven, suizidalen, geriatrischen etc. oder sterbenden Patientinnen oder Patienten oder Personen in anderen psychischen Ausnahmezuständen* sowie mit *Opfern von Verbrechen* als auch deren *Angehörigen* oder *Dritten*. Zudem **planen** sie die Kommunikation mit *Kindern und Jugendlichen, Angehörigen verschiedener Glaubensrichtungen, mit Trauernden* sowie mit *Patienten mit eingeschränkten Kommunikationsmöglichkeiten*.

Die Schülerinnen und Schüler kommunizieren sicher mit Patientinnen und Patienten, Angehörigen, Kolleginnen und Kollegen sowie Dritten in allen Lebenssituationen angemessen, deeskalierend, individuell und zielorientiert. Bei Bedarf beraten sie in Bezug auf *Gesundheits- und Krankheitsverhalten, Prävention, notfallmedizinische Akutversorgung etc.*

Die Schülerinnen und Schüler **nutzen** verschiedene Führungsstile und Methoden zur Konfliktlösung. Sie beeinflussen bestehende oder drohende Auseinandersetzungen und stressbedingte Ausnahmesituationen innerhalb des Teams, mit anderen am Einsatz beteiligten *Einsatzkräften/Schnittstellen, Patientinnen und Patienten, Angehörigen* und/oder *Dritten* positiv, indem sie deeskalierende Maßnahmen **durchführen**. Sie **analysieren** und **bewerten** verschiedene Stressfaktoren. Sie **wenden** Methoden der Stressbewältigung und der Prävention von stressbedingten Erkrankungen und Anpassungsstörungen *(Psychotrauma etc.)* **an**. Bei Bedarf **entwickeln** sie Hilfestellungen und Bewältigungsstrategien für sich und Kolleginnen und Kollegen.

Die Schülerinnen und Schüler **verstehen** und **bewerten** vorhandene Patientenverfügungen und Vorsorgevollmachten. Sie **behandeln** die Patientinnen und Patienten unter Berücksichtigung der vorliegenden Dokumente.

Die Schülerinnen und Schüler **prüfen** und **reflektieren** die Planung und Durchführung ihrer unterstützenden Maßnahmen und sind in der Lage, die Ergebnisse ihrer Evaluation in bestehende und zukünftige Handlungsabläufe miteinzubeziehen, und ihr Handeln situativ anzupassen.

Umsetzungshilfe zu Lernfeld 6

Ausbildungs- und Prüfungsinhalte

Allgemeine Fähigkeiten, Kompetenzen und Grundlagen im Umgang mit Patientinnen und Patienten, Angehörigen, Kolleginnen und Kollegen sowie Dritten:

- Die Schülerinnen und Schüler treten Patientinnen und Patienten, Angehörigen, Vorgesetzten, Kolleginnen und Kollegen sowie Anderen freundlich und zuvorkommend gegenüber (**LF 1, 4**):
  - Ruhiges Auftreten
  - Aufklären/Erklären aller Schritte/Maßnahmen
  - Grundsätzlich die Wahrheit sagen
  - Empathisch
  - Altersadäquate Gesprächsführung
  - Situatives Einfühlungsvermögen (Rollenbeziehungen/-reflexion)
  - Den freien Willen der Patientinnen und Patienten respektieren
  - Respektvoller Umgang
  - Auf Augenhöhe begeben
  - Wertfrei
  - Auf verständliche Sprache achten (keine Fachsprache)
  - Grundlagen Entwicklungspsychologie
  - Grundlagen Kognitionspsychologie (z. B. Modelle zur Wahrnehmung, Informationsverarbeitung)
  - Grundlagen zur Prävention (z. B. Risikofaktoren, Rehabilitationsmaßnahmen)
  - Sie erweitern ihre Kenntnisse, um aufgrund einer Lageerkundung eine Eigen- und/oder Fremdgefährdung festzustellen.

Die Grundlagen für Betreuung/Versorgung kennen und das eigene Handeln danach ausrichten:

- Die Schülerinnen und Schüler erweitern ihre Kenntnisse bezüglich unterstützender Organe und Ansprechpartner bei Versorgungs- und/oder Betreuungsproblemen und nutzen diese:
  - Hausärztin und Hausarzt, Ärztlicher Bereitschaftsdienst (z. B. keine Krankenhausindikation, Leichenschau)
  - Brückenschwestern
  - Pflegedienst (z. B. Kurzzeitpflege – Unterbringung)
  - Notfallseelsorge/KIT
  - Hebamme
  - Anlaufstellen für Obdachlose/Streetworker
  - Augenmerk auf lokale Besonderheiten (z. B. Hausnotruf)
  - Angehörige (z. B. Übergangslösung, seelischer Beistand)
  - Polizei/Jugendamt bei Minderjährigen
  - Tierunterbringung/-versorgung

Kommunikation mit am Einsatz beteiligten Schnittstellen:

- Die Schülerinnen und Schüler optimieren die Kommunikation an den Schnittstellen im Einsatz:
  - Einsatzkräfte des Rettungsdienstes
  - Einsatzkräfte anderer BOS
  - Pflegepersonal (z. B. Anmeldegespräch, Übergabe- und Übernahmegespräch)

- Ärztliches Personal (z. B. Anmeldegespräch, Übergabe- und Übernahmegespräch)
- Weitere beteiligte Einsatzkräfte und Einrichtungen

Psychosoziale Unterstützung geben:

- Die Schülerinnen und Schüler erkennen die Relevanz psychosozialer Notfallversorgung bei akuten Ereignissen.
- Sie handeln nach den Qualitätsstandards und Leitlinien (Bundesamt für Bevölkerungsschutz).

Patienteninformation und -beratung durchführen:

- Die Schülerinnen und Schüler sind sensibilisiert für den Einsatz von Informationsmedien:
  - Broschüren
  - Medien
  - Internet
- Sie verinnerlichen die Bedeutung und Entwicklung der Patientenberatung:
  - Theoretische Grundlagen
  - Ablauf von Patientenberatung
- Sie erarbeiten sich fundierte Kenntnisse im Bereich der Pädagogik und Psychologie in der Patientenberatung und nutzen diese:
  - Prinzipien der Lernpsychologie
  - Lerntypen

Konfliktdefinition und -management im Team, im Einsatzumfeld und an Schnittstellen:

- Die Schülerinnen und Schüler erkennen Konflikte und lösen diese im Rahmen ihrer Möglichkeiten:
  - Konflikteingeständnis
  - Konfliktversachlichung
  - Konsens erarbeiten
  - Konsensumsetzung
- Sie nutzen Anlaufstellen für Kritik und Beschwerden für sich, Patientinnen und Patienten sowie Dritte.

Akutsituationen im Rahmen verschiedener psychischer Störungen erkennen, bewerten und situativ handeln:

- Die Schülerinnen und Schüler erarbeiten sich solides Grundlagenwissen über Ursachen, Symptome und Behandlung psychiatrischer Erkrankungen:
  - Depression (Bipolare Störung)
  - Suizidalität
  - Schizophrenie
  - Suchterkrankung
  - Autoaggressives Verhalten

- Fremdaggressives Verhalten
- etc.
- Sie erarbeiten sich fundiertes Wissen über die Grundlagen der pharmakologischen Therapie solcher Erkrankungen und deren notfallmedizinische Relevanz

Verhaltensweisen erkennen, bewerten und das eigene Handeln danach ausrichten:

- Die Schülerinnen und Schüler erarbeiten sich die notfallmedizinisch relevanten Kenntnisse, um besondere Verhaltensweisen bei Patientinnen und Patienten, Angehörigen und Anderen zu erkennen und zu bewerten und richten ihr Handeln danach aus.
- Aggressivität:
  - Vorboten erkennen (Sprache/Mimik/Gestik)
  - Auslöser suchen und ggf. benennen (nach Möglichkeit beheben)
  - Deeskalationsmethoden
  - Schutz aller Beteiligten gewährleisten
- Depressivität:
  - Besonderheiten beim Patientengespräch
  - Suizidgefahr beachten
- Suizidalität:
  - Differenzierung suizidal/parasuizidal
  - Besonderheiten bzw. Gefahren beim Patientengespräch
  - Möglichkeiten der Unterbringung (Unterbringungsverfahren: Polizei/Psychiatrie)
  - Betreuung der Angehörigen und Zeugen
- Sterben:
  - Erkennen eines Sterbenden
  - Betreuung des Sterbenden und der Angehörige
  - Versorgung des Sterbenden
  - Nottaufe/Nottestament
  - Situation erklären/die Angehörigen nicht wegschicken/Abschied ermöglichen
  - Polizei bei unklarer/unnatürlicher Todesursache
  - Notarzt zur vorläufigen Todesbescheinigung
  - Hausarzt zur Leichenschau
  - Verbleib des Toten klären
  - Betreuung der Angehörigen (ggf. Notfallseelsorge)
  - Überbringen der Todesnachricht

Kommunikationsgrundlagen:

- Die Schülerinnen und Schüler vertiefen ihre Kenntnisse aus dem Bereich Kommunikationslehre, lernen verschiedene Kommunikationsmodelle kennen und wenden diese sicher an:
  - Kommunikationsmodell nach Watzlawick (z.B. fünf Grundsätze der Kommunikation, mögliche Störungen von Kommunikation)
  - Kommunikationsmodell nach Schulz von Thun (z.B. vier Ebenen der Kommunikation, mögliche Störungen der Kommunikation)

- Kommunikationsmodell der Transaktionsanalyse nach Berne (z. B. die drei Ich-Ebenen, Parallel- und Kreuz-Transaktionen)
- etc.
- Sie erarbeiten und nutzen die Voraussetzungen gelingender Gesprächsführung (z. B. nach Rogers):
  - Aktives Zuhören
  - Ich-Botschaften
  - Feedback
  - Metakommunikation
  - Paraphrasieren
  - Merkmale, Techniken und Mittel zur klientenzentrierten Gesprächsführung
  - Gesprächsfehler vermeiden
- Sie nutzen diese Kenntnisse und Fertigkeiten auch bei eingeschränkten Kommunikationsmöglichkeiten:
  - Blinde (Führen und Erklären)
  - Gehörlose (Kommunikation über Schreiben, Lippenlesen)
  - Menschen mit geistiger Behinderung (Kommunikation über Angehörige, vereinfachte Sprache)
  - Menschen mit Migrationshintergrund (Sprachliche Barrieren, Lösungsvorschläge wie Vorgefertigte Anamnesebögen in verschiedenen Sprachen, »TipDoc« etc.)

Misshandlung und Vergewaltigung:

- Die Schülerinnen und Schüler erarbeiten sich fundierte Kenntnisse über Erkennen und Bewerten von Misshandlungs- und Vergewaltigungsopfern und wenden diese an:
  - Grundsätzlich Transport in Klinik anstreben (speziell bei Kindern keinen Verdacht der Kindermisshandlung gegenüber den Eltern anmerken lassen)
  - Intimsphäre wahren
  - Nach Möglichkeit Betreuung durch gleiches Geschlecht
  - Frühzeitiges Hinzuziehen der Polizei (Vorsicht Kinder/Schweigepflicht), sofern die Situation dadurch nicht zu eskalieren droht (z. B. Eltern entziehen das Kind dem RTW-Team)

Patientenverfügung und Vorsorgevollmacht:

- Die Schülerinnen und Schüler erarbeiten sich grundlegendes Wissen zu den gültigen Rechtformen einer Verfügung und Vollmacht.
- Sie erweitern ihr Wissen um die Bedeutung juristischer Fachtermini.

Führungsstile:

- Die Schülerinnen und Schüler erwerben grundlegende Kenntnisse zu Charakter und Anwendung verschiedener Führungsstile:
  - Autoritär
  - Anweisend-straff
  - Demokratisch

- Patriarchisch
- Laissez-faire

Suchtverhalten und Methoden der Suchtprävention und -bewältigung:

- Die Schülerinnen und Schüler erarbeiten sich fundierte Kenntnisse über Ursachen von Alkoholmissbrauch, Abhängigkeit und die körperlichen Folgen:
  - Alkoholmissbrauch, Erkrankung und Überwindung
  - Weitere Suchterkrankungen (Medikamente, Drogen- und Spielsucht, Essstörungen etc.)
  - Abwehrphänomene bei Menschen mit Suchtproblemen
  - Ansprechpartnerinnen und Ansprechpartner sowie Selbsthilfegruppen (auch für Kolleginnen und Kollegen sowie sich selbst)

Stress und Methoden zur Stressbewältigung:

- Die Schülerinnen und Schüler erarbeiten sich fundierte Kenntnisse über Ursachen, Definition und Anzeichen von Stress:
  - Stressauslöser (Erinnerungen, Schlafmangel, krisenhafte Veränderungen im Privatleben etc.)
  - Reaktionen auf Stress (körperlich, emotional/kognitiv, Verhalten etc.)
  - Mögliche Stressauslöser im täglichen Dienst (Psychotrauma (bis hin PTBS), Mobbing, Burnout, Spezielle Einsatzsituationen etc.)
  - Stressbedingtes Fehlverhalten in Einsatzlagen
  - Methoden zur Stressbewältigung/Stressmanagement (Copingstrategien, Reflexionsgespräche, Einsatznachbesprechung (Supervision), interkollegiale Beratung etc.)
  - Verweisen auf Hilfestellen/-institutionen

Pädagogische/methodische Empfehlungen

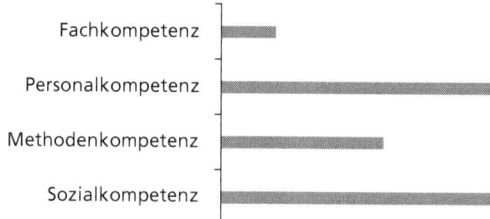

Abb. 10: Erwerb von Kompetenzen im LF 6

Lernfeld 6 stellt den Erwerb von Sozial- und Personalkompetenz in den Vordergrund.

Die Schülerinnen und Schüler lernen, in beruflichen Alltagssituationen und im Rahmen außergewöhnlicher Einsatzsituationen Patienten, Angehörige, Kollegen und Andere zu unterstützen und zu beraten.

Sie sollen in der Lage sein, Beratungsbedarf selbstständig zu erkennen und anzubieten.

Aus diesem Grund sollten die verwendeten Konzepte besonders geeignet sein, diese Kompetenzen zu vermitteln und zu festigen.

Es eignen sich beispielsweise auf POL und Rollenspielen basierende Lernarrangements.

Der didaktische Schwerpunkt in Lernfeld 6 sollte auf Interaktion untereinander gesetzt werden (Teamaufgaben, gruppendynamische Lernumgebungen).

EOL:
Für die Themenschwerpunkte Kommunikation, Interaktion und Ethik eignet sich das Konzept des Erfahrungsorientierten Lernens mit den verschiedenen Methoden, wie z. B.:

- Forum-Theater
- Szenario-Methode
- Skulpturen
- Psychodrama

Jedoch können auch Methoden wie z. B:

- innere Bilder,
- Streitgespräch,
- Pro-Contra-Diskussion,
- Vier-Eckengespräch,
- Reizwortassossziation,
- Kugellager und
- Bildkartei

herangezogen werden.

Rollenspiel/Fallbeispiele:
Gruppen-/Partnerübung, hierbei wird der richtige Umgang mit möglichen Szenarien erprobt.

Durch die Darstellung komplexerer beruflicher Handlungssituationen in Form von Fallbeispielen inklusive der Einbindung von

- Kommunikation mit Patienten und Angehörigen,
- Beratungssituationen unterschiedlicher Anlässe,
- Problemerkennung, Problemvermeidung
- etc.

können die im Lernfeld 6 zu vermittelnden Fertigkeiten eingeübt und vertieft werden.

Gesprächsführung und Gruppenkommunikationsübungen im unterrichtlichen Kontext sollten ebenfalls durchgeführt werden.

Dabei sollte auch das Instrument der Videodokumentation eingesetzt werden.

Gruppenarbeit:
Partnerarbeit, Bildung von Teams, diese erhalten ein Beispiel, welches es zu bearbeiten gilt.

Die Ergebnisse werden im Plenum festgehalten, mögliche Ergänzungen durch Außenstehende, Festhalten der gesamten Ergebnisse durch einen Moderator (für alle zugänglich).

Texte mithilfe von Nachschlagewerken, Fachbüchern, Internetdatenbanken etc. bearbeiten.

Gruppenarbeiten eignen sich im Lernfeld 6 insbesondere zum Erarbeiten und Analysieren von Kommunikationsmodellen und deren Anwendung im beruflichen Alltag.

Impulsreferat:
Referate durch die Schülerinnen un Schüler bezüglich eines Themenschwerpunktes (möglich in Kleingruppen oder als Einzelreferate).

Vorlesung:
Gezielter didaktischer Unterricht im Rahmen einer Vorlesung, theoretischer Input durch den Fachdozenten.

Kann als Grundlage und Einführung in die einzelnen Themenbereiche dienen.

Grundwissen sollte jedoch schwerpunktmäßig von den Schülern selbst erarbeitet und nicht mittels Frontalunterricht präsentiert werden.

Videodokumentation:
In verschiedenen Übungen (Rollenspiele, Fallbeispiele, Planspiele) kann mithilfe der Videoaufzeichnung gearbeitet werden. Videodokumentation und -analyse dienen den Schülerinnen und Schülern dazu, einen Gesamtüberblick über deren Handlungen zu erhalten und direkt Verbesserungen anzustreben.

Lernzielkontrollen:
Zur Feststellung und Dokumentation des Lernerfolges werden Lernzielkontrollen empfohlen.

Diese sollten auf Basis beruflicher Handlungssituationen die im Lernfeld vorgegebenen Kompetenzziele (s.o.) abbilden.

Literatur

Aguilera, D. (2000). *Krisenintervention. Grundlagen – Methoden – Anwendung*. Bern: Huber.

Brückner B., Al Akel, S. & Klein, U. (Hrsg.). (2006). *Verstehende Beratung alter Menschen. Orientierungshilfen für den Umgang mit Lebenskonflikten, Krisen und Notfällen*. Regensburg: Roderer.

Bühler, E., Kern, R. & Stolz, K. (2010). *Betreuungsrecht und Patientenverfügungen im ärztlichen Alltag.* (3., aktual. Aufl.). Heidelberg: Springer.
Bürgi, A. & Eberhart, H. (2006). *Beratung als strukturierter und kreativer Prozess. Ein Lehrbuch für die ressourcenorientierte Praxis.* Göttingen: Vandenhoeck und Ruprecht.
Bundesarbeitsgemeinschaft Hospiz. (Hrsg.). (2002). *Patientenverfügungen – Fügen oder Verfügen?* Wuppertal: Hospiz Verlag.
Burisch, M. (2013). *Das Burnout-Syndrom.* (5., überarb. Aufl.). Heidelberg: Springer.
Delfos, M. (2013). *Sag mir mal ... Gesprächsführung mit Kindern.* (9. Aufl.). Landsberg: Beltz.
Domenig, D. (Hrsg.). (2007). *Transkulturelle Kompetenz. Lehrbuchbuch für Pflege-, Gesundheits- und Sozialberufe.* (2., vollst. überarb. u. erw. Aufl.). Bern: Huber.
Dreißig, V. (2005). *Interkulturelle Kommunikation im Krankenhaus. Eine Studie zur Interaktion zwischen Klinikpersonal und Patienten mit Migrationshintergrund.* Bielefeld: Transcript Verlag.
Jaggi, F. (2008). *Burnout – praxisnah.* Stuttgart: Thieme.
Koch-Straube, U. (2008). *Beratung in der Pflege.* (2., vollst. überarb. Aufl.). Bern: Huber.
Kriz, J. (2001). *Grundkonzepte der Psychotherapie.* (5. Aufl.). Landsberg: Beltz.
Kunz, T. & Puhl, R. (Hrsg.). (2011). *Arbeitsfeld Interkulturalität: Grundlagen, Methoden und Praxisansätze der Sozialen Arbeit in der Zuwanderungsgesellschaft.* Weinheim: Juventa.
Kunz, S., Scheuermann, U. & Schürmann, I. (2009). *Krisenintervention. Ein fallorientiertes Arbeitsbuch für Praxis und Weiterbildung.* (3. Aufl.). Weinheim: Juventa.
Lay, R. (2012). *Ethik in der Pflege. Ein Lehrbuch für die Aus-, Fort- und Weiterbildung.* (2., aktual. Aufl.). Hannover: Schlütersche Verlagsgesellschaft.
Menche, N. (Hrsg.). (2011). *Pflege heute.* (5. Aufl.). München: Elsevier.
Naar-King, S. & Suarez, M. (Hrsg.). (2012). *Motivierende Gesprächsführung mit Jugendlichen und jungen Erwachsenen.* Landsberg: Beltz.
Ortiz-Müller, W., Scheuermann, U. & Gahleitner, S. (Hrsg.). (2010). *Praxis Krisenintervention. Handbuch für helfende Berufe: Psychologen, Ärzte, Sozialpädagogen, Pflege- und Rettungskräfte.* (2., überarb. Aufl.). Stuttgart: Kohlhammer.
Schewior-Popp, S., Sitzmann, F. & Ullrich, L. (2012). *Thiemes Pflege. Ein Lehrbuch für Pflegende in Ausbildung.* (12. Aufl.). Stuttgart: Thieme.
Senf, W. & Broda, M. (Hrsg.). (2005). *Praxis der Psychotherapie. Ein integratives Lehrbuch.* (3. Aufl.). Stuttgart: Thieme.
Wiesing, U., Ach, J. & Bormuth, M. (2004). *Ethik in der Medizin.* Stuttgart: Reclam.

4.8 Lernfeld 7 – Einen Notfalleinsatz selbstständig planen, durchführen und bewerten

Heike Heinrich und Patrick Michelmann

2./3. Ausbildungsjahr Zeitansatz: 280 UE

Die Schülerinnen und Schüler besitzen die Kompetenz zur eigenverantwortlichen Durchführung von Notfalleinsätzen, einschließlich der eigenständigen Übernahme heilkundlich-invasiver Maßnahmen bis zur Übergabe der Patientinnen oder Patienten an eine Ärztin/einen Arzt.

Die Schülerinnen und Schüler **informieren sich** über die Einsatzindikatoren, die personellen und materiellen Ressourcen sowie die Patientensituation und erkennen Auswirkungen für ihren Einsatz. Sie **prüfen** die Einsatzmeldung hinsichtlich der zu erwartenden Situation vor Ort. Daraus konkludieren sie denkbare Symptome und Komplikationen. Sie ermitteln die Situation vor Ort und **leiten** die Notwendigkeit zur eigenständigen Durchführung von heilkundlichen Maßnahmen **ab**.

Die Schülerinnen und Schüler **planen** den Ablauf des Notfalleinsatzes und berücksichtigen dabei den allgemein anerkannten Stand rettungsdienstlicher, medizinischer und weiterer bezugswissenschaftlicher Erkenntnisse. Sie übertragen dieses Wissen auf die gemeldete Situation und nehmen die Aufgabenverteilung innerhalb des Teams vor. Auf dieser Grundlage **planen** sie eigenständig ihr Material- und Teammanagement sowie die durchzuführenden Maßnahmen. Sie bewerten die Eigen- und Fremdgefährdung und passen ihr weiteres Vorgehen daran an.

Die Schülerinnen und Schüler prüfen die Vitalfunktionen und **ergreifen** geeignete Maßnahmen zur Sicherung bzw. Wiederherstellung und erfassen mithilfe der vorhandenen diagnostischen Möglichkeiten, der körperlichen Untersuchung und der Anamnese den Zustand der Patientinnen und Patienten und **erstellen** daraus eine Arbeitsdiagnose. Auf dieser Grundlage **führen** sie die Versorgung unter Berücksichtigung der aktuellen Leitlinien der Fachgesellschaften selbstständig und fachgerecht in der Rolle des Teamleiters **durch**. Sie leiten die Notwendigkeit zur eigenständigen Übernahme heilkundlicher Maßnahmen aus der Situation ab, **klären auf** und **führen** diese sachgerecht und verantwortungsbewusst **durch**. Sie erkennen auftretende Komplikationen und **leiten** notwendige Schritte zur Abhilfe **ein**. Sie leiten aus der Einsatz- und Patientensituation eine eventuelle Notwendigkeit zur Nachforderung weiterer Einsatzmittel und Einsatzkräfte ab und führen dieses durch.

In regelmäßigen Abständen **überprüfen** sie die Wirksamkeit der eingeleiteten Maßnahmen und reagieren angemessen auf Veränderungen des Patientenzustandes. Sie **kommunizieren** während des Einsatzes angemessen, gegebenenfalls auch in englischer Sprache. Sie passen ihr Führungsverhalten an die jeweilige Situation an und **dokumentieren** den Einsatzverlauf. Auf der Grundlage der Arbeitsdiagnose und der Behandlungsergebnisse treffen sie die Entscheidung über Transportindikation, Transportziel und Transportmittel oder Versorgungsalternativen. Während des Transports betreuen sie Patientinnen und Patienten unter Berücksichtigung der individuellen Bedürfnisse. Auf der Basis ihrer Dokumentation **führen** sie eine strukturierte Übergabe an das weiterbehandelnde medizinische Fachpersonal **durch** und **begründen** die durchgeführten Maßnahmen. Sie richten alle Maßnahmen und Entscheidungen an den individuellen Bedürfnissen, den kulturellen und sozioökonomischen Gegebenheiten der Patientenklientel und ethisch-moralischen Grundsätzen aus.

Die Schülerinnen und Schüler **analysieren** und **beurteilen** den Einsatz aus Sicht des Teams, der Patientinnen und Patienten, der Beobachterinnen und Beobachter. Dabei reflektieren sie auch ihr eigenes Verhalten in Bezug auf die Zusammenarbeit im Team während des gesamten Einsatzes, die gegenseitige

Wertschätzung und ihre Einstellung zur Arbeit. Sie **bewerten** die Maßnahmen hinsichtlich des Zeitpunkts der Durchführung, der Korrektheit und ihrer Wirksamkeit und **leiten** daraus allgemeingültige Optimierungsmöglichkeiten **ab**. Auf dieser Grundlage passen sie ihr künftiges Handeln an und **übertragen** dies auf vergleichbare Notfalleinsätze.

Umsetzungshilfe zu Lernfeld 7

Ausbildungs- und Prüfungsinhalte

Abwicklung komplexer Einsätze durch medizinisches, taktisches und diagnostisches Vorgehen:

- Die Schülerinnen und Schüler erweitern ihre Kenntnisse bezüglich der für ihr Handeln relevanten gesetzlichen Bestimmungen und ordnen diese entsprechenden Einsatzsituationen zu (LF 1, 4, 5).
- Sie planen den Ablauf eines Notfalleinsatzes von der Fahrzeugübernahme bis zur Wiederherstellung der Einsatzbereitschaft und führen diesen sicher durch:
- Sie beurteilen die Einsatzstelle und übernehmen dafür die Verantwortung (LF 2, 4, 5)
  – Vorhandene Ressourcen berücksichtigen und ökonomisch einsetzen
  – Ausreichend Ressourcen mitnehmen/vorhalten
  – Notwendige zusätzliche Ressourcen nachfordern
  – Einschätzung der Gefahren an einer Einsatzstelle (AAAABCEEEE, Gefahrenmatrix, Verkehr, Wetter etc.)
- Sie retten Verletzte und Erkrankte aus einem Gefahrenbereich unter Berücksichtigung des Eigenschutzes.
- Sie wählen die geeignete Zielklinik entsprechend dem Erkrankungs-/Verletzungsbild aus.
- Sie erarbeiten sich sichere Kenntnisse über Nachsorgemöglichkeiten und führen ggf. eine Nachalarmierung durch:
  – NND
  – Seelsorger
  – Tierschutz
- Sie erweitern und vertiefen ihre Kenntnisse und Fertigkeiten bezüglich der Ersteinschätzung am Patienten und übertragen erworbene Kenntnisse und Fertigkeiten auf unterschiedliche komplexe und dynamische Notfallsituationen mit abweichenden bzw. kombinierten Symptomen verschiedener Krankheitsbilder.
- Sie entscheiden über das Behandlungsregime und priorisieren ihre Maßnahmen:
  – Load-go-treat
  – Stay and play
  – Scoop and run

- Das ABCDE-Schema beherrschen und an Prioritäten (CABCDE) anpassen können
- Sie vertiefen ihre Kenntnisse und Fertigkeiten der strukturierte Eigen- und Fremdanamnese und die Einordnung des Patienten in gängige Score-Systeme:
  - SAMPLER, AMPLE, OPQRST-Schema
  - GCS
  - NACA
  - etc.
- Sie erweitern und festigen ihre Fertigkeiten im Umgang mit den aktuellen, zur Verfügung stehenden technischen Geräten und Hilfsmitteln und wenden diese situationsgerecht an Patientinnen und Patienten an (**LF 4, 6**).

Entscheidungskriterien zur Durchführung von geeigneten, insbesondere invasiven Maßnahmen verstehen und deren Durchführung und die Bewertung des Erfolgs anhand der erhobenen Vitalparameter sicher anwenden:

- Die Schülerinnen und Schüler wenden Maßnahmen zum Herstellen und Aufrechterhalten der Vitalfunktionen sicher an:
  - Freimachen und Freihalten der Atemwege inklusive tiefe endotracheale Absaugung
  - Pharyngealtuben
  - Supraglottische Atemwegssicherungen
  - Endotracheale Intubation
  - Notkoniotomie
  - Entlastungspunktion
  - i.v.-Zugang
  - i.o.-Zugang
  - i.m., inhalative und nasale Applikation
  - Blutentnahme
  - Kardioversion
  - Pacing
  - Defibrillation
  - Nicht invasive Beatmung
  - Blutstillung inklusive Tourniquet, Hämostyptika
  - Reposition
- Sie wenden empfohlene Notfallmedikamente der aktuellen Leitlinien der Fachgesellschaften unter Beachtung von Applikationsweg, Indikation, Dosierung, Nebenwirkung, Kontraindikation, Wechselwirkung sicher an (**LF 2, 5**):
  - Analgetika, Antiarrhythmika, Antihypotonika, Antihypertensiva, Antihistaminika, Anästhetika, Antiemetika, Antiasthmatika, Bronchospasmolytika, Antiphlogistika, Diuretika, Sympathomimetika, Koronartherapeutika, Sedativa, Spasmolytika, Infusionslösungen, Antikoagulantien, Antipyretika, Lokalanästhetika
- Sie beziehen rechtliche, situative und einsatztaktische Überlegungen mit ein und begründen ihre Entscheidung im Einzelfall, wählen geeignete Gegenmaß-

nahmen bei Komplikationen aus, führen sie durch, dokumentieren ihr Vorgehen gewissenhaft und reflektieren ihre Entscheidung selbstkritisch.
- Sie sind über die gängigen, in der Bevölkerung verbreiteten Medikamente (Antihypertensiva, Lipidsenker etc.) sowie Mehrfachmedikationen bei multimorbiden Patienten informiert und beziehen mögliche Interaktionen in die Planung ihrer Patientenversorgung im Sinne der Patientensicherheit mit ein.
- Sie finden und nutzen Informationen, um ihnen unbekannte Medikamente oder Substanzen in Versorgungssituationen einschätzen zu können.

Versorgungsalgorithmen entsprechend dem aktuellen Stand von Wissenschaft und Technik beherrschen und unter Berücksichtigung sachlicher, personenbezogener und situativer Erfordernisse anwenden:

- Erweiterte Reanimationsmaßnahmen (z. B. ALS)
- Pädiatrisches Notfallmanagement (z. B. PALS)
- Traumamanagement (z. B. ITLS)
- Internistisch/geriatrisches Notfallmanagement (z. B. GEMS)

Erworbene Kenntnisse und Fertigkeiten außerhalb von Versorgungsalgorithmen situationsgerecht und patientenzentriert anwenden:

  – Adipöse Patientinnen und Patienten
  – Patientinnen und Patienten mit Behinderung
  – Schwangere
  – Hochaltrige Patientinnen und Patienten
  – Palliativpatientinnen und -patienten
  – Soziale Brennpunkte und Gewalt
- Die Schülerinnen und Schüler erweitern und vertiefen ihre Kenntnisse und Fertigkeiten und wenden die aktuellen Empfehlungen der Fachgesellschaften und relevanter Bezugswissenschaften auch außerhalb gegebener Versorgungsalgorithmen sicher an (**LF 2, 4, 5**):
  – Intoxikationen
  – Geburt
  – Urologische und gynäkologische Notfälle
  – Psychosen und Delir
  – Psychische Ausnahmesituationen (Suizidalität, Trauer etc.)
  – Neurologische Notfälle
  – Endokrinologische Notfälle
  – Thermische Notfälle
  – Verätzungen
  – Tauch- und Ertrinkungsnotfälle
  – etc.

Kommunikations- und Führungsverhalten in Einsätzen sicher anwenden, Störungen im Umgang mit Beteiligten eines Einsatzes erkennen und auf diese reagieren,

ohne den medizinischen Aspekt der Behandlung von kranken und verletzten Patienten zu vernachlässigen:

- Die Schülerinnen und Schüler wenden ihr Wissen um Führungsstile im Einsatz situationsgerecht sicher an (LF 1, 6).
- Sie delegieren Maßnahmen und leiten Helferinnen und Helfer im Einsatz an.
- Sie wenden CRM-Grundsätze sicher an.
- Sie informieren bzw. klären Patientinnen und Patienten über die Verdachtsdiagnose und ihre Maßnahmen auf.
- Sie führen ggf. eine Kommunikation in englischer Sprache durch.
- Sie motivieren, fordern und fördern ihre Teammitglieder.
- Sie führen eine strukturierte Einsatznachbesprechung inklusive Auswertung ihrer Dokumentation durch.

Pädagogische/methodische Empfehlungen

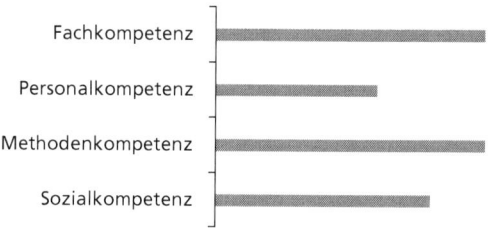

Abb. 11: Erwerb von Kompetenzen im LF 7

Lernfeld 7 stellt den Erwerb von Fach-, Personal-, Sozial- und Methodenkompetenz in den Vordergrund.

Die Schülerinnen und Schüler lernen in Notfalleinsätzen in der Rolle des Teamleiters, einsatztaktische Maßnahmen fachgerecht durchzuführen und erworbenes Führungs- und Kommunikationswissen anzuwenden.

Weiterhin werden spezielle Notfallbilder erkannt und leitliniengerecht abgearbeitet.

Aus diesem Grund sollten die verwendeten Konzepte besonders geeignet sein, diese Kompetenzen zu vermitteln und zu festigen.

Es eignen sich beispielsweise auf POL und SOL basierende Lernarrangements.

In Lernfeld 7 geht es hauptsächlich darum, die erlernten Kompetenzen zu festigen und in komplexen Fallszenarien selbstständig anzuwenden. Die Schülerinnen und Schüler nehmen dabei unterschiedliche Rollen ein.

Rollenspiel/Fallbeispiele:
Gruppen-/Partnerübung, hierbei wird der richtige Umgang mit möglichen Szenarien erprobt.

Durch Darstellung komplexerer, beruflicher Handlungssituationen in Form von Fallbeispielen inklusive der Einbindung von

- Durchführung erweiterter und heilkundlicher Maßnahmen und
- Pharmakotherapie
- etc.

können die im Lernfeld 7 zu vermittelnden Fertigkeiten eingeübt und vertieft werden.
Dabei sollte auch das Instrument der Videodokumentation eingesetzt werden.

Gruppenarbeit:
Partnerarbeit, Bildung von Teams, diese erhalten ein Beispiel, welches es zu bearbeiten gilt.
Die Ergebnisse werden im Plenum festgehalten, mögliche Ergänzungen durch Außenstehende, Festhalten der gesamten Ergebnisse durch einen Moderator (für alle zugänglich).
Texte mithilfe von Nachschlagewerken, Fachbüchern, Internetdatenbanken etc. bearbeiten.

Impulsreferat:
Referate durch die Schülerinnen und Schüler bezüglich eines Themenschwerpunktes (möglich in Kleingruppen oder als Einzelreferate).

Vorlesung:
Gezielter didaktischer Unterricht im Rahmen einer Vorlesung, theoretischer Input durch den Fachdozenten.
Kann als Grundlage und Einführung in die einzelnen Themenbereiche dienen.
Grundwissen sollte jedoch schwerpunktmäßig von den Schülern selbst erarbeitet und nicht im Frontalunterricht präsentiert werden.

Videodokumentation:
In verschiedenen Übungen (Rollenspiele, Fallbeispiele, Planspiele) kann mithilfe der Videoaufzeichnung gearbeitet werden. Videodokumentation und -analyse dienen den Schülerinnen und Schülern dazu, einen Gesamtüberblick über deren Handlungen zu erhalten und direkt Verbesserungen anzustreben.
Durch Videodokumentation können die Schülerinnen und Schüler ihr Handeln reflektieren. Hierbei kann auf verschiedene Kompetenzen eingegangen werden.
Das ausgefüllte Einsatzprotokoll hilft, eine gute Selbstreflexion durchzuführen.
Zusätzlich kann mit einem Beobachtungsprotokoll gearbeitet werden. Dieses dient dann der Fremdreflexion.

Lernzielkontrollen:
Zur Feststellung und Dokumentation des Lernerfolges werden Lernzielkontrollen empfohlen.
Diese sollten auf Basis beruflicher Handlungssituationen die im Lernfeld vorgegebenen Kompetenzziele (s. o.) abbilden.

Literatur

Campbell, J.E. (2012). *Präklinische Traumatologie.* (7. Aufl.). München: Pearson.
Campbell J.E. (Hrsg.). (2012). *Präklinische Traumatologie bei Kindern.* (3., aktual. Aufl.). München: Pearson.
NAEMT (Hrsg.). (2011). *Präklinisches Traumamanagement, Das PHTLS-Konzept.* (2. Aufl.). München: Elsevier.
NAEMT (Hrsg.). (2013). *Advanced Medical Life Support, Präklinisches und klinisches Notfallmanagement.* München: Elsevier.
Nolan, J. (2010). Resuscitation. *Official Journal of the European Resuscitation Council,* 81, 1219–1451.
Notfallsanitäter Ausbildungs- und Prüfungsverordnung (NotSanAPrV).

4.9 Lernfeld 8 – Einsätze mit erweiterten Anforderungen selbstständig planen, durchführen und bewerten

Christine Raatz, Max Gay und Philipp Kiecherer

3. Ausbildungsjahr Zeitansatz: 170 UE

Die Schülerinnen und Schüler besitzen die Kompetenz, spezielle Einsatzsituationen einzuschätzen. Sie werden präventiv tätig und passen ihr Verhalten den Umständen an. Sie erkennen und bewerten nicht alltägliche Notfallerkrankungen und besitzen die Kompetenz, diese nach aktuellem Stand der Wissenschaft abzuarbeiten.

Die Schülerinnen und Schüler **analysieren** Einsatzsituationen nach gefahrenträchtigen Umständen, nach benötigten weiteren Einsatzkräften sowie erforderlichen speziellen Transporttechniken und Transportzielen. Hierbei beziehen sie Kenntnisse über nicht alltägliche Notfallerkrankungen mit ein.

Die Schülerinnen und Schüler **planen** den Einsatzablauf in Bezug auf präventive Maßnahmen in potenziell gefährlichen Einsatzsituationen, eigene Organisations- und Führungsaufgaben, die bedarfsgerechte Nachforderung weiterer Einsatzkräfte sowie die Anforderung und den Einsatz spezieller Transporttechniken. Sie **planen** die Versorgung von Notfallpatienten in speziellen Einsatzsituationen (urologische und gynäkologischen Erkrankungen, Schwangerschaft und Geburt, Akuterkrankungen und Traumata der Sinnesorgane sowie Akuterkrankungen psychiatrischer Genese, Tauchunfälle, Stromunfälle und Hängetraumata etc.).

Die Schülerinnen und Schüler **führen** unter Beachtung der Gefahrenabwehr und des Eigenschutzes geeignete notfallmedizinische Maßnahmen **durch**. Dabei berücksichtigen sie neben den rechtlichen Aspekten auch die Lebenssituation und die jeweilige Lebensphase der Erkrankten, Verletzten und sonstigen Beteiligten sowie deren Selbstständigkeit und Selbstbestimmung. Anschließend protokollieren sie die Versorgung der Notfallpatientin oder des Notfallpatienten. Sie **wenden** einsatztaktische Kenntnisse und Fertigkeiten in Einsatzlagen mit mehreren Verletzten oder Erkrankten **an** und leiten den Einsatz bis zur Übernahme durch die zuständige Führungskraft.

Die Schülerinnen und Schüler **prüfen, bewerten** und **reflektieren** ihre Planung sowie die Durchführung der Maßnahmen in Bezug auf *Prävention, den Bedarf der Einsatzkräfte, den Einsatz spezieller Transportmittel und Transporttechniken, die Zusammenarbeit mit anderen Berufsgruppen/Schnittstellen im laufenden Einsatz sowie das medizinische Vorgehen.* Sie beziehen die Ergebnisse ihrer Evaluation in die Analyse, Planung und Durchführung innerhalb des laufenden Einsatzes und zukünftiger spezieller Einsatzsituationen ein und passen ihr Handeln situativ an.

Die Schülerinnen und Schüler **reflektieren** konstruktiv und selbstkritisch die Handlungen im Team, beziehen die Ergebnisse in ihr zukünftiges Handeln mit ein und optimieren diese.

Umsetzungshilfe zu Lernfeld 8

Ausbildungs- und Prüfungsinhalte

Potenziell gefährliche Einsatzsituationen als solche erkennen, präventiv tätig werden und das eigene Handeln den Umständen anpassen:

- Die Schülerinnen und Schüler erkennen gefährliche Situationen (aggressives Umfeld, Tiere, etc.) und leiten präventive Maßnahmen ein (**LF 4, 6, 7**):
  - Deeskalierende Maßnahmen situativ sicher anwenden
  - Vorausschauend denken
  - Eigenschutz
  - Lösungsmöglichkeiten
- Sie stellen die Eigensicherung bei Einsätzen in potenziell gefährlichem Umfeld her (**LF 2**):
  - Stromunfälle
  - Brandeinsätze
  - Person im Wasser
  - Baustellen
  - Verkehrsunfälle
  - Einsätze im fließenden Verkehr (Straße, Schienen)
  - Infektionstransporte
  - Witterungsverhältnisse (Schnee, Eis, Wind, Regen etc.)
  - etc.

Führen bis zum Eintreffen verantwortlicher Kräfte, Sichtung einer Einsatzlage, bedarfsgerechtes Einbinden weiterer Einsatzkräfte ins Einsatzgeschehen:

- Die Schülerinnen und Schüler erarbeiten sich solide einsatztaktische Kenntnisse und Fertigkeiten und wenden diese in Einsatzlagen mit mehreren Verletzten oder Erkrankten an (**LF 4, 7, 9**):
  - Sichtung und Lageeinschätzung
  - Führung/interimsweise Einsatzleitung
  - Rückmeldung/Nachforderung
  - Zusammenarbeit mit anderen BOS

Grundlagen und Akuterkrankungen der Urologie:

- Die Schülerinnen und Schüler erarbeiten sich die notfallmedizinisch relevanten Kenntnisse, um unter Anleitung und in Assistenzfunktion eine leitliniengerechte Versorgung und Behandlung von urologischen Krankheitsbildern und Verletzungsmustern durchzuführen:
  - Harnverhalt (Oligo-/Anurie)
  - Hämaturie
  - Harnwegsinfekt
  - Hodentorsion
  - Priapismus
  - Paraphimose
  - Analgesie
  - Lagerung
  - Kühlung
  - Blasenkatheterisierung bei Mann und Frau (durch die Harnröhre)
  - Spülen von Kathetern
  - etc.

Grundlagen der physikalischen Vorgänge beim Tauchen sowie Taucherkrankungen kennen, bewerten und behandeln:

- Die Schülerinnen und Schüler erarbeiten sich die notfallmedizinisch relevanten Kenntnisse, um unter Anleitung und in Assistenzfunktion eine leitliniengerechte Versorgung und Behandlung von Tauchunfällen und Taucherkrankungen durchzuführen:
  - Barotrauma
  - Dekompressionskrankheit
  - Medizinische Akuttherapie
  - Transportmöglichkeiten
  - Sichern von Informationen (Tauchcomputer)
  - Transportziele (Druckkammerzentren)

Geriatrische Veränderungen/Erkrankungen kennen, in Kontext zu Akuterkrankungen setzen und entsprechend handeln:

- Die Schülerinnen und Schüler erarbeiten sich die notfallmedizinisch relevanten Kenntnisse, um unter Anleitung und in Assistenzfunktion eine leitlinien-

gerechte Versorgung und Behandlung von geriatrischen Krankheitsbildern durchzuführen und solche Erkrankungen und Veränderungen bei der Behandlung anderer Erkrankungen und Verletzungsmuster mit zu berücksichtigen:
- Demenzielle Erkrankungen
- Gicht
- Osteoporose
- Arthrose
- Augenerkrankungen
- Schwerhörigkeit
- Inkontinenz
- Anämie
- Polyneuropathien (Folgen Diabetes mellitus)
- etc.

Grundlagen der Gynäkologie, Schwangerschaft und Geburt kennen und Komplikationen leitliniengerecht behandeln:

- Die Schülerinnen und Schüler erarbeiten sich die notfallmedizinisch relevanten Kenntnisse, um unter Anleitung und in Assistenzfunktion eine leitliniengerechte Versorgung und Behandlung von gynäkologischen Krankheitsbildern und Verletzungsmustern durchzuführen (**LF 2, 7**):
  - Vaginale Blutungen
  - Kohabitationsverletzungen
  - Endometriose
  - Dysmenorrhoe
  - Schwangerschaftskomplikationen (Abort, Vena cava Syndrom, EUG, vorzeitige Plazentalösung, Nabelschnurvorfall etc.)
  - Geburt und Geburtskomplikationen (Lageanomalien, Plazenta Praevia, Plazentalösung, Frühgeburt etc.)
  - etc.

Akuterkrankungen der Sinnesorgane erkennen und leitliniengerecht versorgen:

- Die Schülerinnen und Schüler erarbeiten sich die notfallmedizinisch relevanten Kenntnisse, um unter Anleitung und in Assistenzfunktion eine leitliniengerechte Versorgung und Behandlung von Krankheitsbildern und Verletzungen der Sinnesorgane durchzuführen:
  - Verätzungen/Reizungen
  - Fremdkörperverletzungen
  - Glaukomanfall
  - Netzhautablösung
  - Epistaxis
  - Vestibuläres Syndrom
  - Knalltrauma
  - etc.

Leitliniengerechte Behandlung von Patienten nach Rettung aus Höhen und Tiefen:

- Die Schülerinnen und Schüler erarbeiten sich die notfallmedizinisch relevanten Kenntnisse, um unter Anleitung und in Assistenzfunktion eine leitliniengerechte Versorgung und Behandlung von Patienten nach Rettung aus Höhen und Tiefen durchzuführen
    - Hängetrauma
    - Verschüttungstrauma, Perthes-Syndrom

Pädagogische/methodische Empfehlungen

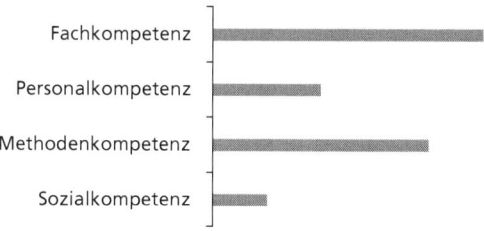

Abb. 12: Erwerb von Kompetenzen im LF 8

Lernfeld 8 stellt den Erwerb von Fach- und Methodenkompetenz in den Vordergrund.

Die Schülerinnen und Schüler lernen, in speziellen Einsatzsituationen in der Rolle des Teampartners und des Teamleiters einsatztaktische Maßnahmen fachgerecht durchzuführen und erworbenes Führungs- und Kommunikationswissen anzuwenden.

Weiterhin werden spezielle Notfallbilder erkannt und leitliniengerecht abgearbeitet.

Aus diesem Grund sollten die verwendeten Konzepte besonders geeignet sein, diese Kompetenzen zu vermitteln und zu festigen.

Es eignen sich beispielsweise auf POL und SOL basierende Lernarrangements.

Die Schülerinnen und Schüler sind im zweiten Ausbildungsjahr bereits erfahren in der Betreuung von Patienten und der Durchführung einfacher, lebenserhaltender Maßnahmen, die sie in der Klinik und der Lehrrettungswache erworben und vertieft haben.

Der Didaktische Schwerpunkt in Lernfeld 8 sollte also sehr praxisorientiert gesetzt werden.

Rollenspiel/Fallbeispiele:
Gruppen-/Partnerübung, hierbei wird der richtige Umgang mit möglichen Szenarien erprobt.

Durch Darstellung komplexerer, beruflicher Handlungssituationen in Form von Fallbeispielen können die für die Durchführung einer speziellen Einsatzsituation notwendigen Fertigkeiten eingeübt und vertieft werden.

Dabei sollte auch das Instrument der Videodokumentation eingesetzt werden.

Gruppenarbeit:

Partnerarbeit, Bildung von Teams, diese erhalten ein Beispiel, welches es zu bearbeiten gilt.

Die Ergebnisse werden im Plenum festgehalten, mögliche Ergänzungen durch Außenstehende, Festhalten der gesamten Ergebnisse durch einen Moderator (für alle zugänglich).

Texte mithilfe von Nachschlagewerken, Fachbüchern, Internetdatenbanken etc. bearbeiten.

Gruppenarbeiten eignen sich im Lernfeld 8 insbesondere zum Erarbeiten und Analysieren von anatomischen und physiologischen Zusammenhängen und deren Auswirkung auf die zu treffenden Maßnahmen sowie auf das Erarbeiten von Versorgungsalgorithmen anhand der aktuellen Leitlinien.

Übungen zur Aussprache und Schreibweise medizinischer Fachtermini durchführen (Notfallprotokoll).

Impulsreferat:

Referate durch die Schülerinnen und Schüler bezüglich eines Themenschwerpunktes (möglich in Kleingruppen oder als Einzelreferate). Im Lernfeld 8 geeignet zur kurzen und orientierenden Darstellung von notfallmedizinischen Aspekten (Krankheitsbilder etc.).

Vorlesung:

Gezielter didaktischer Unterricht im Rahmen einer Vorlesung, theoretischer Input durch den Fachdozenten.

Kann als Grundlage und Einführung in die einzelnen Themenbereiche dienen.

Anatomisches und physiologisches Grundwissen sollte jedoch von den Schülern selbst erarbeitet, nicht im Frontalunterricht präsentiert werden.

Videodokumentation:

In verschiedenen Übungen (Rollenspiele, Fallbeispiele, Planspiele) kann mithilfe der Videoaufzeichnung gearbeitet werden. Videodokumentation und -analyse dienen den Schülerinnen und Schülern dazu, einen Gesamtüberblick über deren Handlungen zu erhalten und direkt Verbesserungen anzustreben.

Lernzielkontrollen:

Zur Feststellung und Dokumentation des Lernerfolgs werden Lernzielkontrollen empfohlen.

Diese sollten auf Basis beruflicher Handlungssituationen die im Lernfeld vorgegebenen Kompetenzziele (s. o.) abbilden.

Literatur

Arbeitsgruppe MANV des Innenministeriums Baden-Württemberg (Hrsg.). (2008). *Konzeption des Innenministeriums für die Einsatzplanung und Bewältigung eines Massenanfalls von Verletzten oder Erkrankten im Katastrophenschutz (MANV-Konzept)*. Innenministerium Baden-Württemberg.

Bargon, P., Eckert, F.J., Kutschker, T., Richter, J. & Hermann, F. (Hrsg.). (2006). *Eigensicherung im Rettungsdienst*. Edewecht: S+K.

Bargon, P. & Scholl, H. (Hrsg.). (2012). *Spezielle Rettungstechniken*. Edewecht: S+K.

Bartmann, H. & Muth, C.M. (Hrsg.). (2011). *Notfallmanager Tauchunfall: Praxishandbuch für Taucher, Tauchmediziner, Rettungsdienste*. (4. Aufl.). Stuttgart: Genter.

Behrbohm, H., Kaschke, O. & Nawka, T. (Hrsg.). (2012). *Kurzlehrbuch Hals-Nasen-Ohren-Heilkunde*. (2. Aufl.). Stuttgart: Thieme.

Berger, M. (Hrsg.). (2011). *Psychische Erkrankungen*. (4. Aufl.). München: Elsevier.

Bundesamt für Bevölkerungsschutz (Hrsg.). (2010). *Katastrophenmedizin – Leitfaden*. 5. Aufl.). München: Bundesamt für Bevölkerungsschutz.

Coad, J. & Dunstall, M. (Hrsg.). (2007). *Anatomie und Physiologie für die Geburtshilfe*. München: Elsevier.

Cotic, C., Hammes, C., Lingenfelder, T. & Weberpals, S. (Hrsg.). (2013). *BASICS Urologie*. (2. Aufl.). München: Elsevier.

Crespin, U.B. & Peter H. (Hrsg.). (2007). *Handbuch für den Organisatorischen Leiter*. (3. Aufl.). Edewecht: S+K.

Deutsche Bahn AG (Hrsg.). (2012). *Hilfeleistungseinsätze im Gleisbereich der DB AG* (aktualisierte Auflage). Frankfurt: Deutsche Bahn AG Betriebssicherheit und Notfallmanagement.

Deutsche Gesellschaft für Urologie (Hrsg.). (2010). *Harninkontinenz (AWMF-Leitlinien Register 084/001)*. Düsseldorf: Arbeitsgemeinschaft der Wissenschaftlichen Medizinischen Fachgesellschaften (AWMF).

Deutsche Gesellschaft für Urologie (Hrsg.). (2010). *Harnwegsinfektionen bei Erwachsenen (AWMF-Leitlinien Register 043/044)*. Düsseldorf: Arbeitsgemeinschaft der Wissenschaftlichen Medizinischen Fachgesellschaften (AWMF).

Deutsche Gesellschaft für Verbrennungsmedizin (Hrsg.). (2010). *Thermische und chemische Verletzungen (AWMF-Leitlinien Register 044/001)*. Düsseldorf: Arbeitsgemeinschaft der Wissenschaftlichen Medizinischen Fachgesellschaften (AWMF).

Flake, F., Runggaldier, K. & Hackstein, A. (Hrsg.). (2011). *Einsatztaktik*. (2. Aufl.). Edewecht: S+K.

Geist, C., Harder, U. & Stiefel, A. (Hrsg.). (2013). *Hebammenkunde*. (5. Aufl.). Stuttgart: Hippokrates.

Gürkov, R. & Nagel, P. (Hrsg.). (2013). *BASICS Hals-Nasen-Ohren-Heilkunde*. (3. Aufl.). München: Elsevier.

Hautmann, R. (Hrsg.). (2012). *Urologie*. (4. Aufl.). Heidelberg: Springer.

Hecker, U. & Schramm, C. (Hrsg.). (2012). *Praxis des Intensivtransportes*. Heidelberg: Springer.

Hien, P., Pilgrim, R.R. & Neubart, R. (Hrsg.). (2013). *Moderne Geriatrie und Akutmedizin: Geriatrische internistische Strategie in Notaufnahme und Klinik*. Heidelberg: Springer.

Klingmann, C. & Tetzlaff, K. (Hrsg.). (2012). *Moderne Tauchmedizin: Handbuch für Tauchlehrer, Taucher und Ärzte*. (2. Aufl.). Stuttgart: Genter Verlag.

Köhler, T. (Hrsg.). (2012). *Psychische Störungen – Symptomatologie, Erklärungsansätze, Therapie*. (2. Aufl.). Stuttgart: Kohlhammer.

Lenarz, T. & Boenninghaus, H.G. (Hrsg.). (2014). *HNO*. (4. Aufl.). Heidelberg: Springer.

Müller, H. & Dörwald, T. (Hrsg.). (2013). *Die roten Hefte – Retten und Selbstretten aus Höhe und Tiefe (Band 54)*. (7. Aufl.). Stuttgart: Kohlhammer.

Sterry, W. (Hrsg.). (2011). *Kurzlehrbuch Dermatologie*. Stuttgart: Thieme.

Terhorst, D. (Hrsg.). (2013). *BASICS Dermatologie*. (3. Aufl.). München: Elsevier.

Werft, W., Cimolino, U., Springer jun., H. & Heyne, T. (Hrsg.). (2009). *Absturzsicherung/ Höhenrettung: Absturzsicherung und Einfache Rettung aus Höhen und Tiefen*. Heidelberg: ecomed Sicherheit.
Willkomm, M. (Hrsg.). (2013). *Praktische Geriatrie: Klinik – Diagnostik – Interdisziplinäre Therapie*. Stuttgart: Thieme.
Zeyfang, A., Hagg-Grün, U. & Nikolaus, T. (Hrsg.). (2012). *Basiswissen Medizin des Alterns und des alten Menschen*. 2. Aufl. Heidelberg: Springer.

4.10 Lernfeld 9 – In komplexen fachdienstübergreifenden Einsatzlagen selbstständig arbeiten

Frank Löschmann, Jörg Umbach und Armin Hess

3. Ausbildungsjahr Zeitansatz: 105 UE

> Die Schülerinnen und Schüler besitzen die Kompetenz zur Übernahme der Einsatzleitung bei komplexen fachdienstübergreifenden Einsätzen bis zum Eintreffen von Führungspersonal.
> Die Schülerinnen und Schüler **informieren sich** über *außergewöhnliche Einsatzlagen (MANV, CBRN, Amoklagen, terroristische Ereignisse und Katastrophen)*, in welchen fachdienstübergreifendes Handeln notwendig ist. Sie **schätzen** die Notwendigkeit zur Anpassung ihres Handelns und die Grenzen der individualmedizinischen Versorgung durch den Rettungsdienst **ab**. Sie **informieren sich** über die *rechtlichen Rahmenbedingungen (Gesetze, Normen und Vorschriften)* sowie über die *Strukturen* anderer, am Einsatz beteiligter *Organisationen und Behörden*.
> Die Schülerinnen und Schüler **planen** die Führung eines Einsatzes unter Beachtung *vorhandener Strukturen, beteiligter Organisationen und Behörden* in unterschiedlichen Einsatzlagen *(MANV, CBRN, Amoklagen, terroristische Ereignisse etc.)*. Sie **planen** Vorgehensweisen zur Bewältigung von Einsatzlagen und **beurteilen** die Arbeitsergebnisse hinsichtlich ihrer Wirksamkeit und Praktikabilität. Sie entwickeln ein geeignetes Konzept zur Bewältigung von außergewöhnlichen Einsatzlagen und erläutern dieses.
> Die Schülerinnen und Schüler **übernehmen** die Einsatzführung bei außergewöhnlichen Einsatzlagen in enger Abstimmung mit den Führungskräften anderer beteiligter Behörden und Organisationen. Sie **erfassen** und beurteilen bei Eintreffen an der Einsatzstelle die *Lage*. Hierbei berücksichtigen sie *Gefahren für die Einsatzsicherheit (Eigen- und Fremdsicherheit)*, die tatsächlichen Anzahl an Verletzten und das Ergebnis der *Vorsichtung*. Sie **ergreifen** Maßnahmen, um die Einsatzsicherheit zu gewährleisten und geben eine strukturierte Rückmeldung *(Gefahren, Anzahl der Verletzten, Nachforde-*

rung weiterer Einsatzkräfte). Sie **führen** eine *Ordnung des Raums (Gefahrenzone, Arbeitszone, Bereitstellungszone, Aufstellflächen, Verletztenablagen, Behandlungsplatz, Bereitstellungsäume)* durch und begründen ihre Entscheidung. Sie **bestimmen** notwendige Aufgaben und **nehmen** ihre Führungsrolle **wahr**. Sie gewährleisten der Gesamteinsatzleitung jederzeit den Überblick *(Auftragserfüllung, Ressourcen, Lageänderungen etc.)* und passen ihre Taktik der gegenwärtigen Einsatzsituation angemessen an. Hierzu nutzen sie geeignete *Kommunikationsstrukturen und Dokumentationen*. Sie übergeben nach Eintreffen von Führungskräften die aktuelle Einsatzlage und erläutern die getroffenen Maßnahmen. Sie unterstützen das eingetroffene Führungspersonal bei seinen Aufgaben und sind bei Bedarf als *Abschnittsleitende* tätig.

Die Schülerinnen und Schüler **werten** den Einsatz im Rahmen einer Einsatznachbesprechung *aus*. Hierzu verwenden sie eine *Lagekarte* und nutzen die *Dokumentationen*. Sie **reflektieren** den Einsatzablauf und untersuchen aufgetretene Probleme systematisch nach ihren Ursachen und **bewerten** diese. Sie **bewerten** notwendige Optimierungsmöglichkeiten und übertragen die Erkenntnisse auf künftige Einsatzlagen.

Umsetzungshilfen zu Lernfeld 9

Ausbildungs- und Prüfungsinhalte

- Die Schülerinnen und Schüler erarbeiten sich fundierte Kenntnisse über Struktur und Aufgaben polizeilicher und nichtpolizeilicher Gefahrenabwehr (**LF 1, 4, 6**):
  - Feuerwehr
  - Polizei/Spezialkräfte (SEK/MEK)
  - Kat-Schutz
  - THW
  - Bundesbahn
  - Bundeswehr
  - Berg-, Wasserrettung
  - PSNV/Seelsorge/KIT
  - etc.
- Sie verstehen die veränderten Führungsstrukturen der anderen beteiligten Behörden und Organisationen bei großen, fachdienstübergreifenden Einsätzen (TEL, Stab etc.).
- Sie erarbeiten sich Kenntnisse und verstehen die Bedeutung der örtlichen AAO.
- Sie wenden die Einteilung von MANV und MANE Ereignissen in unterschiedliche Stufen an und leiten daraus resultierende Versorgungsstrategien ab.
- Sie sind über die wichtigen Normen und Vorschriften informiert und können diese im Einsatz umsetzen:
  - Brand- und Katastrophenschutzgesetz
  - RDG der Länder

- DIN 13050 kennen
- DV 100 verstehen und anwenden
• Sie sind über die Systematik taktischer Zeichen informiert und wenden die für sie relevanten im Einsatz an.

Die geänderten Aufgaben des Notfallsanitäters/der Notfallsanitäterin als ersteintreffendes Fahrzeug bei außergewöhnlichen Einsatzlagen wie insbesondere Großschadensfällen, CBNR-Gefahren, terroristischen Gefahren und Katastrophen verstehen und bis zum Eintreffen von Leitungspersonal handeln:

• Die Schülerinnen und Schüler geben situationsbezogen Lagemeldungen ab und fordern weitere Einsatzkräfte nach:
  - Lage auf Sicht
  - Anzahl Verletzter und Betroffener
  - Genaue Rückmeldung mit Anzahl der Verletzten und Ergebnissen der Vorsichtung
• Sie führen eine Vorsichtung inkl. einfacher lebensrettender Maßnahmen nach einem gängigen Vorsichtungskonzepte (z. B. mSTART) durch.
• Sie sind sich ihrer Rolle bei der Sichtung bewusst und setzen diese um.
• Sie schätzen unterschiedliche Einsatzlagen bezüglich ihrer Auswirkungen auf das Vorgehen ein und agieren situationsgerecht. Hierbei gewährleisten sie die Einsatzsicherheit inklusive des Eigen- und Fremdschutzes:
  - CBNR-Lagen
  - Terroristische Gefahren (second Hits)
  - Amoklagen
  - etc.
• Sie erkennen Helferstress/Überlastung, bewerten diese und wenden Strategien an, um bei Bedarf zu intervenieren (LF 10).
• Sie nutzen die vorhandenen Hilfsmittel, um die kategorisierten Patienten zu kennzeichnen und zu registrieren.
  - Verletztenanhängekarten
  - EDV gestützte Systeme (z. B. SOGRO)
• Sie übernehmen nach Eintreffen des OrgL die Funktion und die Aufgaben eines Abschnittleiters.
• Sie führen nach Ende des Einsatzes eine strukturierte Einsatznachbesprechung inkl. der Besonderheiten bei komplexen fachdienstübergreifenden Lagen durch.

Die geänderten Strukturen sowie Maßnahmen der Einsatzleitung bei außergewöhnlichen Einsatzlagen wie insbesondere Großschadensfällen, CBNR-Gefahren, terroristischen Gefahren und Katastrophen verstehen und nach diesen bis zum Eintreffen von Leitungspersonal handeln:

• Die Schülerinnen und Schüler führen die Ordnung des Raums durch.

- Sie bauen Führungsstrukturen bis zum Eintreffen übergeordneten Leitungspersonals auf und nutzen diese.
- Sie passen ihr Führungsverhalten an die unterschiedlichen Einsatzlagen an (**LF 1, 6, 8**):
  - Führungsstile
  - Auftrag/Befehl
  - Führung und Kommunikation in Großschadenslagen
  - Einsatzführung bis Eintreffen OrgL
- Sie nutzen die Schnittstellen zu anderen Behörden und Organisationen zur gemeinsamen Bearbeitung der jeweiligen Einsatzlage (**LF 1, 6, 8**).
- Sie verstehen die Grundlagen der Presse-/Öffentlichkeitsarbeit bei besonderen Einsatzlagen und wenden diese bis zum Eintreffen spezialisierter Funktionsträger an.

Pädagogische/methodische Empfehlungen

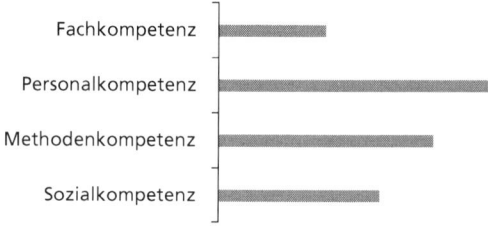

Abb. 13: Erwerb von Kompetenzen im LF 9

Lernfeld 9 stellt den Erwerb von Personal- und Methodenkompetenz in den Vordergrund.

Die Schülerinnen und Schüler lernen, in fachdienstübergreifenden Einsatzlagen zu agieren und nötigenfalls das Einsatzgeschehen bis zum Eintreffen von Führungspersonal zu lenken und zu leiten.

Sie sollen in der Lage sein, Führungsstile selbstständig auszuwählen und anzuwenden.

Aus diesem Grund sollten die verwendeten Konzepte besonders geeignet sein, diese Kompetenzen zu vermitteln und zu festigen.

Es eignen sich beispielsweise auf POL und Rollenspielen basierende Lernarrangements.

Der didaktische Schwerpunkt in Lernfeld 9 sollte auf Kommunikation und Führungsverhalten gesetzt werden (Teamaufgaben, gruppendynamische Lernumgebungen).

Durch den Einsatz von Simulationen zu besonderen Einsatzlagen in der Ausbildung sind sie in der Lage, ihre Leistungen und Vorgehensweisen positiv zu reflektieren und durch eine kritische Fehlerbetrachtung Verbesserungen zu erzielen.

EOL:
Um das Themengebiet der fachübergreifenden Einsatzlagen zu bewältigen, benötigen die Schülerinnen und Schüler eine hohe Sozial- und Personalkompetenz. Daher eignet sich hier in besonderem Maße das Konzept des erfahrungsorientierten Lernens, vor allem die Methoden:

- Standbilder/Skulpturen
- Psychodrama
- Storyline

Aber auch Methoden für komplexe Themenbereiche können genutzt werden, wie z. B.:

- Planspiel
- Projektarbeit
- Skills-Lab
- Strukturlegeplan
- Fallstudien
- Expertenbefragung

Um besondere Kompetenz (z. B. Führungs- und Organisationskompetenz) der Auszubildenden strukturiert zu er- und bearbeiten, können zusätzliche Konzepte, wie Coaching oder Supervision zur Unterstützung herangezogen werden.

Rollenspiel/Fallbeispiele:
Gruppen-/Partnerübung, hierbei wird der richtige Umgang mit möglichen Szenarien erprobt.
Durch Darstellung komplexerer, beruflicher Handlungssituationen in Form von Fallbeispielen inklusive der Einbindung von

- MANV- und MANE- Situationen
- CRNBE-Ereignisse
- etc.

können die im Lernfeld 9 zu vermittelnden Fertigkeiten eingeübt und vertieft werden.
Dabei sollte auch das Instrument der Videodokumentation und des Planspiels eingesetzt werden.

Gruppenarbeit:
Partnerarbeit, Bildung von Teams, diese erhalten ein Beispiel, welches es zu bearbeiten gilt.
Die Ergebnisse werden im Plenum festgehalten, mögliche Ergänzungen durch Außenstehende, Festhalten der gesamten Ergebnisse durch einen Moderator (für alle zugänglich).

Texte mithilfe von Nachschlagewerken, Fachbüchern, Internetdatenbanken etc. bearbeiten.

Gruppenarbeiten eignen sich im Lernfeld 9 insbesondere zum Erarbeiten und Analysieren von Kommunikations- und Führungsmodellen sowie deren Anwendung im beruflichen Alltag.

Impulsreferat:
Referate durch die Schülerinnen und Schüler bezüglich eines Themenschwerpunktes (möglich in Kleingruppen oder als Einzelreferate).

Vorlesung:
Gezielter didaktischer Unterricht im Rahmen einer Vorlesung, theoretischer Input durch den Fachdozenten.
Kann als Grundlage und Einführung in die einzelnen Themenbereiche dienen.
Grundwissen sollte jedoch schwerpunktmäßig von den Schülern selbst erarbeitet und nicht im Frontalunterricht präsentiert werden.

Videodokumentation:
In verschiedenen Übungen (Rollenspiele, Fallbeispiele, Planspiele) kann mithilfe der Videoaufzeichnung gearbeitet werden. Videodokumentation und -analyse dienen den Schülerinnen und Schülern dazu, einen Gesamtüberblick über deren Handlungen zu erhalten und direkt Verbesserungen anzustreben.

Lernzielkontrollen:
Zur Feststellung und Dokumentation des Lernerfolges werden Lernzielkontrollen empfohlen.Diese sollten auf Basis beruflicher Handlungssituationen die im Lernfeld vorgegebenen Kompetenzziele (s. o.) abbilden.

Literatur

http://www.gesetze-im-internet.de/notsan-aprv/ (aufgerufen am 28.02.2014).
http://www.landesrecht-bw.de/jportal/docs/anlage/bw/pdf/VerkBl/GBl/GBl-2010+285-¬294.pdf (aufgerufen am 28.02.2014).
http://www.landesrecht-bw.de/jportal/?quelle=jlink&query=VVBW-2126-1-SM-¬20010522-SF&psml=bsbawueprod.psml&max=true (aufgerufen am 28.02.2014).
http://www.bmi.bund.de/SharedDocs/Downloads/DE/Themen/Sicherheit/Bevoelkerung¬Krisen/FwDV100.pdf?__blob=publicationFile (aufgerufen am 28.02.2014).
http://chemm.nlm.nih.gov/salttriage.htm (aufgerufen am 28.02.2014).
http://chemm.nlm.nih.gov/startadult.htm (aufgerufen am 28.02.2014).
http://chemm.nlm.nih.gov/startpediatric.htm (aufgerufen am 28.02.2014).

4.11 Lernfeld 10 – Im beruflichen Umfeld agieren und sich entwickeln

Joachim Volz, Janina Würtenberger und Matthias Klausmeier

3. Ausbildungsjahr Zeitansatz: 105 UE

> Die Schülerinnen und Schüler wenden die in der Ausbildung erworbenen sozialen, personalen, methodischen und fachlichen Kompetenzen im beruflichen Umfeld sicher an und entwickeln die Bereitschaft zum lebenslangen Lernen. Sie erwerben Kenntnisse im Bereich der Gesundheitsförderung, der persönlichen Fort- und Weiterbildungsmöglichkeiten sowie im Anleiten verschiedener Zielgruppen.
>
> Die Schülerinnen und Schüler **informieren sich** über die *pädagogischen Möglichkeiten* im Umgang mit Praktikantinnen und Praktikanten, Auszubildenden, FSJ-Leistenden, Bundesfreiwilligendienstleistenden etc. Hierbei beachten sie die *rechtlichen Aspekte* und richten ihr Handeln danach aus. Sie **informieren sich** über Aspekte der *Gesundheitsförderung*, des *wissenschaftlichen Arbeitens* und des *lebenslangen Lernens* und entwickeln die Motivation, sich weiterzubilden (EDV-Kenntnisse, Sprachkenntnisse, fachspezifische Fortbildungen etc.). Sie erweitern ihre Kenntnisse und Fertigkeiten bezüglich der persönlichen Gesundheit, der sozialen Kompetenzen und sind in der Lage, eigene Grenzen zu erkennen.
>
> Auf Basis der Analyse **planen** sie die *Anleitung* verschiedener Zielgruppen. Sie **planen** und erstellen *Abläufe zur gesundheitsförderlichen Arbeitsweise*, unter Berücksichtigung aktueller Empfehlungen und der eigenen Belastbarkeit. Sie verstehen und bewerten die Relevanz des lebenslangen Lernens und **planen** Möglichkeiten zum Erhalt und zur Erweiterung ihrer Handlungskompetenz.
>
> Die Schülerinnen und Schüler **führen** eine strukturierte und sorgfältige Praxisanleitung innerhalb einer bestimmten Zielgruppe **durch** und sind in der Lage, Kritik zu äußern sowie zu motivieren.
>
> Sie **wenden** die Maßnahmen des betrieblichen Gesundheitsmanagements und der Gesundheitsförderung **an** und achten auf deren Einhaltung sowohl bei sich als auch bei Kolleginnen und Kollegen. Sie sind in der Lage, die eigene Gesundheit zu fördern, zu stärken und zu erhalten, indem sie die Notwendigkeit einer gesunden Lebensweise (*Grundlagen der Ernährung, Stressbewältigung und körperlicher Aktivität etc.*) ermitteln und dieses Wissen im Alltag **anwenden**.
>
> Die Schülerinnen und Schüler **prüfen** die durchgeführten Maßnahmen hinsichtlich Lernerfolg und Einhaltung. Sie **setzen sich** kritisch mit den Prozessabläufen **auseinander, analysieren** und **bewerten** diese. Gegebenenfalls entwickeln sie Maßnahmen zur Optimierung und Verbesserung. Die Schülerinnen und Schüler **reflektieren** ihr eigenes Verhalten in Bezug auf das

eigene Gesundheitsverhalten, die Anleitung verschiedener Zielgruppen und der Außendarstellung. Sie besitzen die Fähigkeit und Angemessenheit, ihre Arbeitsweise selbstkritisch zu reflektieren, Kritik anzunehmen und das Berufsbild zu fördern. Sie beziehen die Erkenntnisse ihrer Reflexion in zukünftige Handlungsabläufe ein und optimieren diese.

Umsetzungshilfe zu Lernfeld 10

Ausbildungs- und Prüfungsinhalte

Anleiten verschiedener Zielgruppen:

- Die Schülerinnen und Schüler treten den ihnen anvertrauten Praktikantinnen und Praktikanten (RH, RS) und Auszubildenden (NotSan) freundlich, zuvorkommend und professionell gegenüber (Einfühlungsvermögen, Kommunikation im Team, Verständnis etc.)
- Sie äußern Kritik angemessen (**LF 1**).
- Sie besitzen sichere Kenntnisse bezüglich der rechtlichen Aspekte im Umgang mit der Zielgruppe und setzen diese entsprechend um (**LF 1, 4, 5, 7, 8**):
  - Jugendarbeitsschutzgesetz (JASG)
  - Jugendfreiwilligendienstgesetz (JFDG)
  - Bundesfreiwilligendienstgesetz (BFDG)
  - Notfallsanitätergesetz (NotSanG)
  - Notfallsanitäter Ausbildungs- und Prüfungsverordnung (NotSanAPrV)
- Sie vermitteln den Zielgruppen ein medizinisches Grundbild und ordnen das Berufsbild in das Gesundheitssystem ein.
- Sie leben Praktikantinnen und Praktikanten, Auszubildenden einen professionellen Umgang mit Patientinnen und Patienten, Angehörigen, Kolleginnen und Kollegen sowie Anderen vor und leiten sie im beruflichen Alltag an.

Gesundheit bei sich und bei anderen fördern:

- Sie sind für den persönlichen Gesundheitsschutz und Gesundheitserhalt sensibilisiert (**LF 1–9**)
- Ernährung (gesunde Ernährung im RD, Ernährungsrichtlinien der DGE, von möglichen Folgen ungesunder Ernährung etc.):
  - Relevanz von körperlicher Aktivität Risikofaktoren ohne Bewegung
  - Stressbewältigung (Arten der Stressbewältigung)
  - Arbeitsschutz/Arbeitssicherheit
  - Körperliches, geistiges und soziales Wohlergehen
- Sie erkennen die Notwendigkeit, ihre innere Stärke auszubauen und den Umgang mit den eigenen Emotionen zu optimieren (**LF 1–9**).
- Sie besitzen fundierte Kenntnisse bezüglich der Maßnahmen des betrieblichen Gesundheitsmanagement und der Gesundheitsförderung (bzgl. Ernährung, Stressbewältigung, körperlicher Aktivität).

- Sie erkennen die eigenen vorhandenen Ressourcen und nutzen diese (persönliche, soziale, ökonomische, ökologische) **(LF 1–9)**.
  - Salutogenese, Partizipation und Empowerment
  - Umgang mit verschiedenen Stressfaktoren (Patientinnen und Patienten, Angehörigen, Kolleginnen und Kollegen, Einsätze etc.)
  - Lösen von Konflikten
  - Umgang mit den eigenen Emotionen (Privates von der Arbeit trennen, Schichtdienst, Emotionen während und nach verschiedenen Einsätzen)
  - Möglichkeiten der Hilfe durch externe Fachexperten (Psychologen, Therapeuten etc.)
  - Sie entwickeln, entfalten und erweitern ihre Persönlichkeit **(LF 1–9)**.
- Sie vertiefen ihre Handlungskompetenz **(LF 1–9)**:
  - Sozialkompetenz
  - Personalkompetenz
  - Fachkompetenz
  - Methodenkompetenz

Wissenschaftliches Arbeiten und lebenslanges Lernen im Beruf:

- Die Schülerinnen und Schüler eignen sich Wissen mithilfe eigener Recherche an, sie überprüfen und erweitern ihre Kenntnisse und Fertigkeiten.
- Sie nutzen verschiedene Möglichkeiten des Lernens und schöpfen diese aus:
  - Fachbücher
  - Fachzeitschriften
  - E-Learning
  - Internet: Datenbanken, Literaturdatenbanken, Fachdatenbanken, Open access journals
  - etc.
- Sie verwenden Fachliteratur zielorientiert:
  - Informationsbeschaffung
  - Informationsauswahl
  - Informationsgewichtung
  - Informationsverarbeitung
- Sie erkennen die Notwendigkeit und Relevanz von Fort- und Weiterbildungen und können auf Angebote zurückgreifen **(LF 6)**.
- Sie reflektieren sich selbst, um **(LF 1, 5, 6, 7)**
  - eigenes Handeln kritisch zu hinterfragen,
  - Kritik anzunehmen und mögliche Ansatzpunkte für die weitere Entwicklung zu finden und
  - eigene Grenzen zu erkennen und diese zu handhaben.
- Sie repräsentieren das Berufsbild des Notfallsanitäters und den gesamten Bereich Rettungsdienst in der Öffentlichkeit positiv **(LF 1, 4)**.
- Sie fördern das Berufsbild (Innen- und Außendarstellung).
- Sie besitzen für die Berufsausübung notwendige Kenntnisse der englischen Sprache in Schrift, Wort und Verstehen.

- Sie nutzen EDV-Kenntnisse effektiv in den Bereichen:
  - Textverarbeitung
  - Tabellenkalkulation
  - Präsentation
  - etc.

Pädagogische/methodische Empfehlungen

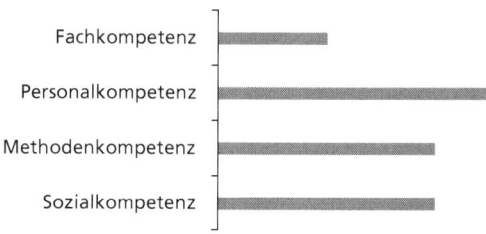

Abb. 14: Erwerb von Kompetenzen im LF 10

Lernfeld 10 stellt den Erwerb von Personal-, Sozial- und Methodenkompetenz in den Vordergrund.

Die Schülerinnen und Schüler lernen, erlernte Kenntnisse und Fertigkeiten weiterzugeben und unterschiedliche Zielgruppen anzuleiten. Weiterhin wenden sie gesundheitsförderliche Maßnahmen bei sich und bei anderen sicher an.

Aus diesem Grund sollten die verwendeten Konzepte besonders geeignet sein, diese Kompetenzen zu vermitteln und zu festigen.Es eignen sich beispielsweise auf POL und SOL basierende Lernarrangements.

In Lernfeld 10 geht es hauptsächlich darum, ein gesundheitsförderliches und -präventives Verhalten zu entwickeln und anzuwenden. Ebenso sind die Schülerinnen und Schüler in der Lage, Weiterbildungsangebote zu bewerten und zu nutzen. Die Schülerinnen und Schüler nehmen dabei unterschiedliche Rollen ein.

Gruppenarbeit:
Partnerarbeit, Bildung von Teams, diese erhalten ein Beispiel, welches es zu bearbeiten gilt.

Die Ergebnisse werden im Plenum festgehalten, mögliche Ergänzungen durch Außenstehende, Festhalten der gesamten Ergebnisse durch einen Moderator (für alle zugänglich).

Texte mithilfe von Nachschlagewerken, Fachbüchern, Internetdatenbanken etc. bearbeiten. Übungen zur Aussprache und Schreibweise medizinischer Fachtermini durchführen (Notfallprotokoll).

Impulsreferat:
Referate durch die Schülerinnen und Schüler über einen Themenschwerpunkt (möglich in Kleingruppen oder als Einzelreferate).

Rollenspiel/Fallbeispiele:
Gruppen-/Partnerübung, hierbei wird der richtige Umgang von möglichen Szenarien erprobt und die Handhabung der zur Verfügung stehenden Ausrüstung erlernt.

Videodokumentation:
In verschiedenen Übungen (Rollenspiele, Fallbeispiele, Planspiele) kann mithilfe der Videoaufzeichnung gearbeitet werden. Videodokumentation und -analyse dienen den Schülerinnen zur Reflexion.

Lernzielkontrollen:
Zur Feststellung und Dokumentation des Lernerfolges werden Lernzielkontrollen empfohlen.Diese sollten auf Basis beruflicher Handlungssituationen die im Lernfeld vorgegebenen Kompetenzziele (s. o.) abbilden.

Literatur

Deisenhofer, A. & Deisenhofer, R. (Hrsg.). (2013). *Jugendrecht JugR*. (34. Aufl.). Beck Texte im DTV.

Deutscher Caritasverband (Hrsg.). (2011). *BFDG Bundesfreiwilligendienstgesetz: Einleitung, Gesetzestext mit Begründung, Praxishinweis, Mustervertrag mit Anmerkung*. Freiburg: Lambertus.

Hündorf, H.-P. & Lipp, R. (Hrsg.). (2003). *Der Lehrrettungsassistent: Lehrbuch für Ausbilder im Rettungsdienst*. Edewecht: S+K.

Steinbach, H. (2011). *Gesundheitsförderung: Ein Lehrbuch für Pflege- und Gesundheitsberufe*. (3. Aufl.). Wien: Facultas Universitätsverlag.

Sudowe, H. (2007). *Professionell handeln im Rettungsdienst: Das Trainingsbuch*. München: Urban & Fischer.

5 Umsetzung im Unterricht

5.1 Konzepte und Methoden – Der Weg zur Lernsituation

Markus Bela und Konstanze Rösch

Das Konzept der Lernfeldorientierung ist die Grundlage der berufspädagogischen Neuausrichtung der Ausbildung für Notfallsanitäter und Notfallsanitäterinnen sowie vielen anderen beruflichen Ausbildungen. Ziel dabei ist es, die Auszubildenden zur besseren Aufgabenerfüllung in ihrem künftigen Beruf zu befähigen und eine Stärkung der gesellschaftlichen, sozialen und ökologischen Verantwortung einzuleiten (vgl. KMK, 2011, S. 2).

Die Lernfelder entstehen aus formulierten Handlungsfeldern, die ihren Bezugspunkt in beruflich alltäglichen und gesellschaftlich relevanten Handlungssituationen haben. Zeitgleich werden neueste Erkenntnisse aus entsprechenden Bezugswissenschaften und gesellschaftliche Entwicklungen herangezogen. Dabei sind sie didaktisch und schulisch aufbereitete Ableitungen der Handlungsfelder (vgl. KMK, 2011 und Bader, 2003; zitiert nach Schewior-Popp, 2014, S. 7). Lernsituationen sind die kleinste curriculare Einheit und werden durch die jeweilgen Berufsschulen aus den Lernfeldern heraus konkretisiert.

Im Folgenden wird der Weg von Handlungssituationen über Handlungsfelder bis hin zu den Lernfeldern (▶ Kap. 4) und schließlich zu Lernsituationen dargestellt (vgl. Niedersächsisches Kultusministerium, 2001, S. 5).

5.1.1 Handlungssituationen

Zu Beginn der Erarbeitung von Lernfeldern für ein bestehendes und gleichzeitig sich entwickelndes Lernfeld stehen die alltäglichen beruflichen Aufgabenstellungen und Handlungsabläufe. »Anknüpfend an einzelbetrieblicher Arbeitspraxis sind die berufstypischen (in Abgrenzung zu betriebstypischen) Handlungssituationen zu erfassen, auch solche, die in Zukunft zu erwarten sind« (Niedersächsisches Kultusministerium, 2001, S. 5).

Die Handlungssituationen wurden im Rahmen der Curriculumsentwicklung für die Ausbildung zum Notfallsanitäter/-sanitäterin in Baden-Württemberg durch die Expertenrunde (▶ Kap. 4) erfasst. Mit der Fragestellung »Was muss ein/e Notfallsanitäter/-sanitäterin können?« wurden durch die Arbeit einer Expertengruppe einzelne, alltäglich ablaufende und zukünftig erwartete Handlungssituationen gesammelt. Im weiteren Verlauf wurden diese Handlungssituationen durch die Lernfeldarbeitsgruppen ergänzt, mit den Themenbereichen der NotSan-APrV abgeglichen und thematisch einzelnen Handlungsfeldern zugeordnet.

5.1.2 Handlungsfelder

Handlungsfelder werden dabei folgendermaßen definiert:

> »Die Vielzahl der real auftretenden Handlungssituationen macht es notwendig, diese auf ihre Relevanz für den Beruf, ihre Zukunftsbedeutung, ihre Gemeinsamkeiten, ihre Exemplarität usw., aber auch auf ihre Eignung als Grundlage von Lernfeldern zu untersuchen und dann zu strukturieren: In Handlungsfeldern« (Niedersächsisches Kultusministerium, 2001, S. 5).

In diesem Arbeitsschritt war neben der Strukturierung auch die Berücksichtigung des Bildungsauftrages der Notfallsanitäterschulen in Baden-Württemberg zu beachten.

5.1.3 Lernfelder

Im Anschluss daran wurden aus den erarbeiteten Handlungsfeldern dann die Überschriften zu den in Kapitel 5 dargestellten Lernfeldern durch die Mitglieder der Steuerungsgruppe definiert. Hier galt es, die Vorgaben der Ausbildungs- und Prüfungsverordnung zu erfüllen und die zu erreichenden Kompetenzen (▶ Kap. 3) im Sinne eines Spiralcurriculums auszudrücken und darzustellen. Die Notfallsanitäterschulen in Baden-Württemberg haben daher eine gemeinsame Arbeitsgruppe gegründet, um die Lernfelder zur in Kapitel 5 aufgeführten Fassung zu entwickeln. Diese Arbeit fand ihre Grundlage in der Handreichung für die Erarbeitung von Rahmenlehrplänen der Kultusministerkonferenz von 2011 (▶ Kap. 3).

5.1.4 Lernsituationen

Eine Lernsituation ist die kleinste curriculare Einheit eines Lernfeldes. Sie konkretisiert die Vorgaben des Lernfeldes und leitet sich mittels didaktischer Analyse aus den Lernfeldern ab. Zu beachten ist die Mehrdimensionalität der Lernsituationen, welche die Schülerinnen und Schüler zur beruflichen, lebensweltlichen und gesellschaftlich bedeutsamen Problembewältigung befähigen soll (vgl. Liebscher-Schebiella, 2007, S. 7).

Gekennzeichnet werden Lernsituationen durch:

- »Berufliche Problemhaftigkeit: typische Aufgabenstellung der betrieblichen Praxis, Realität des eigenen Betriebes,
- Orientierung am Erwerb der beruflichen Handlungskompetenz,
- Berücksichtigung der im Kontext der beruflichen Handlungskompetenz jeweils angestrebten Kompetenzen,

- Herstellen des Zusammenhangs zwischen betrieblichem und schulischem Lernen,
- Ermöglichung einer kritischen Urteilsfähigkeit,
- Ermöglichung des Ablaufs einer beruflichen Handlung (vollständiger Arbeitsablauf)« (Liebscher-Schebiella, 2007, S. 8).

5.1.5 Vom Lernfeld zur Lernsituation

Im Folgenden wird eine Strukturierungsmöglichkeiten für das Erstellen von Lernsituationen dargestellt – abgeleitet aus einem Lernfeld:
»Jede Lernsituation sollte in sich eine vollständige Handlung der Schülerinnen und Schüler ermöglichen« (Niedersächsisches Kultusministerium, 2001, S. 6).

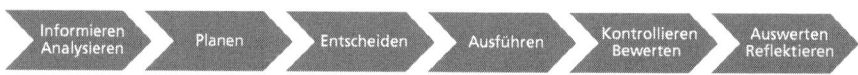

Abb. 15: Modell der vollständigen Handlung (vgl. Niedersächsisches Kultusministerium, 2001, S. 6)

Die grundlegende Aufgabe der gesamten Lehrkräfte einer Schule ist es, aus den Lernfeldern verschiedene Lernsituationen zu konkretisieren, die den Schülerinnen und Schülern das Erlernen von vollständigen Handlungen ermöglichen. Dieser Arbeitsschritt, der im Rahmen dieses Curriculums auf der Ebene der Mesodidaktik angesetzt wird, ist von jeder Bildungseinrichtung individuell durchzuführen.

1. Informieren/Analysieren

- Welche typischen Handlungssituationen des beruflichen Alltags sind Teil des Lernfeldes?
- Welche Vorgaben gibt es (NotSanG und NotSan-APrV)?
- Welche Kompetenzen sind zur Bewältigung der Handlungssituation erforderlich?
- Welchen Kompetenzzuwachs sollen die Schülerinnen und Schüler in der Schule erreichen?
- An welche Vorerfahrungen der Schülerinnen und Schüler kann angeknüpft werden?
- Welchen Zeitansatz gibt das Lernfeld vor?
- Welche Methoden sind geeignet und fördern den angestrebten Kompetenzzuwachs? (vgl. Institut für Lehrerfortbildung, 2002, S. 8)

2. Planen

Die aus der Analyse gewonnenen Informationen werden zur Planung der Lernsituationen genutzt. Zur detaillierten Ausarbeitung der Planung wird jedoch noch der dritte Schritt, das Entscheiden, benötigt.

3. Entscheiden

- Festlegen der Lernsituationen und des geplanten Zeitansatzes
- Festlegen der angestrebten Kompetenzen
- Festlegen der ausgewählten Methoden bzw. des auswählbaren Methodenpools

4. Ausführen

Die geplante Lernsituation wird jetzt im alltäglichen Unterricht und der Stundenplanung umgesetzt. Die Ausgestaltung der Lernsituationen richtet sich nach dem festgelegten Zeitansatz, den ausgewählten Methoden und den angestrebten Kompetenzen. Ein Beispiel ist in Kapitel 5.1.5 aufgeführt.

5. Kontrollieren/Bewerten

- Um die ausgestaltete Lernsituation (LS) auf ihre Qualität hin zu kontrollieren, können die folgenden Fragestellungen als Grundlage herangezogen werden:
- »Überprüfung von Lernsituationen
- Werden die Schülerinnen und Schüler befähigt, berufliche, lebens- und gesellschaftsbedeutsame Probleme zu bewältigen?
- Enthält die LS eine berufliche Problemstellung, die hinreichend komplex und mehrdimensional ist?
- Sind regionalspezifische Besonderheiten und berufliche gesellschaftliche Entwicklungen *berücksichtigt?*
- Stellt die LS eine vollständige Handlung dar?
- Ist die LS exemplarisch für das Lernfeld und kann sie auf andere Situationen übertragen werden?
- Werden alle Dimensionen der beruflichen Handlungskompetenz ausreichend gefördert?
- Sind die Fachinhalte auf die LS hin orientiert und ausreichend berücksichtigt?
- Sind die Lernvoraussetzungen der Schülerinnen und Schüler ermittelt?
- Kann die LS methodisch angemessen umgesetzt werden?
- In welcher Weise wird die Methodenkompetenz der Schülerinnen und Schüler gefördert?
- Wird das selbstständige Lernen gefördert?
- Ist der Bildungsauftrag der Schule erfüllt?
- Wie kann der Erfolg der Lernprozesse überprüft werden?« (Liebscher-Schebiella, 2007, S. 12 ff)

6. Auswerten/Reflektieren

Dieser Schritt wird sowohl am Ende der Erstellung einer Lernsituation als auch nach der Durchführung einer Lernsituation ausgeführt. Am Abschluss der Erarbeitung wird der Werdegang der Lernsituation reflektiert und gegebenenfalls Ideen für zukünftige Planungssitzungen aufgenommen. Nach der Realisierung einer Lernsituation wird die Umsetzung im Unterricht ausgewertet und die Lernsituation gegebenenfalls für zukünftige Klassen in einer Lehrkräfte-Teambesprechung (▶ Kap. 5.2) reflektiert und überarbeitet.

Um das Konzept der vollständigen Handlung sowohl bei der Planung von Lernsituationen als auch bei der Umsetzung im Unterricht nachvollziehbar gestalten zu können, ist eine durchgängige Dokumentation der Vorgehensweise und sämtlicher Ergebnisse in allen Phasen von elementarer Bedeutung. Diese Dokumentation kann später herangezogen werden, um mögliche Fehlerquellen oder Störungen in den einzelnen Phasen zu erkennen oder Optimierungsmöglichkeiten darzustellen. Diese können dann im künftigen Ablauf der Lernsituation berücksichtigt werden.

5.1.6 Handlungsorientiert unterrichten

Die bisherigen Unterrichtsformen in notfallmedizinischen Ausbildungen fußen traditionell in einer fachwissenschaftlichen Systematik, die auf der Vermittlung von Fachwissen basiert. Gekennzeichnet war die Ausbildung von Rettungsassistentinnen und Rettungsassistenten zudem durch eine gemessen an der Stoffmenge kurze Lehrgangsdauer. Aus Zeitgründen stand daher meist nur der Frontalunterricht mit einer geringen Schüleraktivität zur Auswahl. Aufgrund der beschriebenen gesellschaftlichen und berufsperspektivischen Veränderungen und der Aufwertung der Tätigkeit von Notfallsanitätern und Notfallsanitäterinnen werden künftig Lehr-Lern-Situationen geschaffen werden, die den Erwerb fachlicher, methodischer, sozialer und personaler Kompetenzen ermöglichen (vgl. Oelke, 2000, S. 35). Im Folgenden werden beispielhaft Unterrichtskonzepte dargestellt, die geeignet sind, die Auszubildenden aktiv an Lehr-Lern-Prozessen teilhaben zu lassen:

Selbst organisiertes Lernen (SOL)

»SOL ist ein didaktisches Konzept, das bei der Selbstorganisation als Grundprinzip lernender Systeme ansetzt und einen veränderten Lernalltag für Schüler, aber auch Lehrer mit sich bringt. Ziel ist die bewusste Selbstorganisation« (SOL-Institut, 2012, S. 2). Das Konzept des selbst organisierten Lernens stellt sowohl Lehrkräfte als auch Lernende vor eine beträchtliche und ungewohnte Aufgabe. Die bisher meist lehrerzentrierte Unterrichtsgestaltung mit dem Ziel der Wissensvermittlung verändert sich dahingehend, dass die Schülerinnen und Schüler dazu befähigt werden, ihr Lernen selbst zu organisieren. Es findet ein Umdenken vom lehr-lern-technischen hin zu einem lern-lehr-technischen Unterricht statt. Die Ziele von selbst organisiertem Lernen sind:

- Aufbau von Methoden- und Lernkompetenzen,
- Aufbau von sozialen Lernstrukturen,
- Aufbau von solidem, brauchbarem Fachwissen und

- Selbstverantwortung für das eigene Lernen (vgl. Herold & Herold, 2011, S. 96).

Als erweitertes Ziel ist insbesondere die Befähigung zu lebenslangem, eigenverantwortlichem Lernen zu sehen. Im notfallmedizinischen Berufsalltag sind der bedarfsgemäße Erwerb von notwendigem Fachwissen sowie das Adaptieren von beruflichen Arbeitsabläufen an neue Gegebenheiten unabdingbar.

»SOL-Arrangements liegt ein didaktischer Plan zugrunde, der sich aus fünf verschiedenen Phasen zusammensetzt: Orientierungsphase, strukturierte Phase, Reflexionsphase, freie Phase sowie Abschluss- und Feedbackphase. Die Phasen sind dabei frei kombinierbar und die Abfolge hängt von der konkreten didaktischen Gestaltung des Arrangements ab. Für diese wiederum unterscheiden wir acht Lernprinzipien, die sich aus dem lernwissenschaftlichen Hintergrund von SOL ergeben und zum Teil eng miteinander verwoben sind. Durch die Anwendung und Einübung aller acht Prinzipien wird selbst organisiertes Lernen ermöglicht. Diese sind:

- Übernahme von Verantwortung für sich und andere, um das Selbstwirksamkeitsgefühl zu fördern,
- Reflexion über das eigene und gemeinsame Lernen,
- Kooperation zwischen den Lernenden,
- individuelle Verarbeitung des Gelernten,
- das Sandwichprinzip (nach Wahl, 1990): Wechsel aus Er- und Verarbeitungsphasen sowie kollektiven und individuellen Phasen,
- Orientierung im Lernprozess,
- Sichtbarkeit von Erfolgen, z. B. durch transparente Leistungsbewertung, und
- Bedürfnisorientierung, sowohl für körperliche als auch psychische Grundbedürfnisse« (SOL-Institut, 2012, S. 5).

Als Methoden im Konzept des SOL können z. B. herangezogen werden:

- Advance Organizer
- Gruppenpuzzle
- Punktekonto
- Kann-Liste

Problemorientiertes Lernen (POL)

Das Lösen von Problemen gehört speziell in den beruflichen Alltag von künftigen Notfallsanitätern und Notfallsanitäterinnen. Um diese Kompetenz zu fördern, kann das bereits in anderen medizinischen Berufen eingeführte Konzept des Problemorientierten Lernens herangezogen werden. Dieses hat zum Ziel, die Lernenden durch die Konfrontation mit realistischen Problemstellungen zur Entwicklung von Lösungsstrategien anzuregen. Dabei soll eine Methodenkompetenz entwickelt werden, die es den Lernenden in ihrer beruflichen Zukunft ermöglicht, auch mit noch nicht erlebten Problemstellungen umgehen zu können. Durch geplantes Vorgehen lernen die Auszubildenden, auch für unbekannte Problemstellungen eine Lösungsstrategie zu entwickeln und diese umzusetzen. Dabei ist das zu bearbeitende Problem durch einen unerwünschten Zustand gekennzeichnet, demgegenüber ein erwünschter Zustand steht. Um den erwünschten Zustand zu erreichen, muss jedoch erst das Hindernis der Problemstellung überwunden werden (vgl. Dörner, 1987; zitiert nach Fischer, 2004, S. 19). Als Ausgangpunkt wird im Problemorientierten Lernen eine berufliche, realistische, komplexe und fachübergreifende Problemstellung dargestellt. »Gefragt ist neben Kreativität, Flexibilität und Problemlösungsfähigkeit vor allem die Entwicklung von persönlichen und sozialen Kompetenzen« (Fischer, 2004, S. 17). Durch den Wechsel von einzunehmenden Perspektiven und den dadurch gewonnenen unterschiedlichen Blickwinkeln auf die Problemstellung entsteht ein besseres Verständnis für die Natur des zu bearbeitenden Problems.

Als Methoden im Konzept des POL können z. B. herangezogen werden:

- 7-Sprung
- Anchored Instruction
- Cognitive Apprenticeship
- Werkstattarbeit

Erfahrungsorientiertes Lernen (EOL)

Das Erfahrungsorientierte Lernen zielt auf die Entwicklung von Personal- und Sozialkompetenz ab. »Bildungsprozesse, die auf Förderung sozialer und personaler Kompetenzen und damit auf die Haltung der Pflegenden abzielen, müssen auch un- und vorbewusste Wahrnehmungs-, Denk- und Verhaltensmuster thematisieren und reflektieren« (Oelke, 2000, S. 35). Im Vordergrund steht hierbei das Erleben von vorgestellten Situationen. Die Schülerinnen und Schüler sollen in diesen vorher definierte Rollen einnehmen und aus der eingenommenen Perspektive erleben. Im weiteren Verlauf werden die gewonnenen Erfahrungen mit allen Teilnehmenden besprochen und diskutiert. Hierbei stehen die Selbstwahrnehmung, die Wahrnehmung der eigenen Person durch andere, die Reflexion der eigenen Handlungen und Ansichten, der Umgang mit Kritik sowie Kommunikationswahrnehmung und -verhalten und weitere zwischenmenschliche Aspekte im Vordergrund (vgl. Oelke, 2000, S. 27 ff).

Als Methoden im Konzept des EOL können z. B. herangezogen werden:

- Rollenspiel
- Tagebuch
- Psychodrama

Weitere hilfreiche, Handlungsorientierte Unterrichtsmethoden sind zu finden unter:

http://methodenpool.uni-koeln.de (Methodenpool, hrsg. v. K. Reich)

5.1.7 Die Rolle der Lehrkräfte

Im Rahmen der Lernfelddidaktik ändert sich auch die Rolle der Lehrkräfte. Diese war bisher durch die Position eines Wissensvermittlers gekennzeichnet. Sie verändert sich nun hin zur Position eines Beraters und Gestalters von individuellen Lernprozessen und einer persönlichen Lernumgebung.

5.1.8 Beispielhafte Umsetzung eines Lernfelds in einer Lernsituation mit Unterrichtsplanung

Aus dem Lernfeld 4 »Einen Krankentransport durchführen« soll im Verlauf exemplarisch die Lernsituation »Einen Infektionstransport durchführen« dargestellt werden:

Schritt 1: Informieren/Analysieren
Welche typischen Handlungssituationen des beruflichen Alltags sind Teil des Lernfeldes?

- Die Durchführung eines alltäglichen Infektionstransports im Rettungsdienst

Welche Vorgaben gibt es im NotSanG sowie der NotSan-APrV)?

- NotSan APrV Anlage 1: 1., 2., 3.,4., 5., 6., 7. a, 8. c, 9. b, 10.

Dies sind Inhalte der Verordnung, die mit der Thematik »Infektionstransport« in Verbindung gebracht werden können. Zum Beispiel:

- Punkt 2: Rettungsdienstliche Maßnahmen und Maßnahmen der Gefahrenabwehr auswählen, durchführen und auswerten (vgl. NotSan-APrV, 2013, Anlage 1, Punkt 2)
- Punkt 3: Kommunikation und Interaktion mit sowie Beratung von hilfesuchenden und hilfebedürftigen Menschen unter Berücksichtigung des jeweiligen Alters sowie soziologischer und psychologischer Aspekte (vgl. NotSan-APrV, 2013, Anlage 1, Punkt 3)

Welche Kompetenzen sind zur Bewältigung der Handlungssituation erforderlich?

- Fachkompetenz: Das Wissen über die vorhandenen Hygienestandards sowie grundlegende gesetzliche Vorgaben
- Personalkompetenz: Selbstständigkeit, Kritikfähigkeit, Selbstvertrauen, Zuverlässigkeit, Verantwortungs- und Pflichtbewusstsein
- Sozialkompetenz: Kommunikation
- Methodenkompetenz: Transferfähiges Konzept

Welchen Kompetenzzuwachs sollen die Schülerinnen und Schüler in der Schule erreichen?

- Die Schülerinnen und Schüler informieren sich über die verschiedenen Arten von Infektionskrankheiten. Aus dem gewonnenen Wissen leiten sie die notwendigen Schutzmaßnahmen ab und wenden diese sicher im Alltag an. Sie sind sich der Bedeutung von Team-Kommunikation, der besonderen situativen Kommunikation mit Patient und ggf. Dritten sowie der Notwendigkeit einer Vorinformation für den Zielort bewusst. Sie führen eine zielgerichtete Übergabe und lückenlose Dokumentation durch. Sie stellen nach dem Transport die Einsatzbereitschaft unter Berücksichtigung der Hygienevorgaben wieder her.

An welche Vorerfahrungen der Schülerinnen und Schüler kann angeknüpft werden?

- Inhalte Lernfeld 1–3, Lernfeld 4 je nach aktuellem Stand. Die erlebte Praxiserfahrung aus dem Lernort Lehrrettungswache/Krankenhaus.

Welchen Zeitansatz gibt das Lernfeld vor?

- Zeitansatz Lernsituation: 16 UE. Dieser Zeitansatz ergibt sich aus der Spiralität des vorliegenden Curriculums. In diesem Falle ist davon auszugehen, dass grundlegende Kenntnisse der Infektionslehre und Mikrobiologie bereits ausführlich in Lernfeld 3 vermittelt wurden.

Welche Methoden sind geeignet und fördern den angestrebten Kompetenzzuwachs?

- Einstieg: Advance Organizer, Kann-Liste, Punktekonto, Brainstorming, Mindmap
- Erarbeitung: 7-Sprung, Anchored Instruction, Gruppenpuzzle, Rollenspiel. Ein weiteres Beispiel, um das Spiralcurriculum zu unterstützen, könnte hier das Konzept des POL sein. So wäre im Lernfeld 3 die Möglichkeit gegeben, die Grundlagen der Hygiene in der Methode des 7-Sprungs zu erarbeiten. Auf diese Vorkenntnisse bezogen könnte in der aktuellen Lernsituation auf diese Fach- und Methodenkompetenz aufgebaut werden.

Im weiteren Verlauf werden nun die Schritte 2–3 herangezogen. Diese können für die Lernsituation 2 beispielhaft folgendermaßen dargestellt werden:

Schritt 2: Planen und Schritt 3: Entscheiden
Die Lernsituation »Einen Infektionstransport durchführen« wird in der Methode des 7-Sprungs erarbeitet. Als Zeitansatz sind 16 UE geplant. Die angestrebten Kompetenzen und der angestrebte Methodenzuwachs können wie folgt benannt werden:

- Fachkompetenz: Die Schülerinnen und Schüler haben ein fundiertes Wissen über verschiedene Hygienestandards und die notwendigen gesetzlichen Vorgaben. Sie stellen nach dem Transport die Einsatzbereitschaft unter Berücksichtigung der Hygienevorgaben wieder her.
- Personalkompetenz: Die Schülerinnen und Schüler sind in der Lage, ihr hygienisches Handeln der gegebenen Situation selbstständig anzupassen, zu reflektieren und ggf. ihr persönliches Verhalten in ähnlichen Situationen anzupassen.
- Sozialkompetenz: Die Schülerinnen und Schüler sind sich der Bedeutung von Teamkommunikation, der besonderen situativen Kommunikation mit der Patientin/dem Patienten und ggf. Dritten sowie der Notwendigkeit einer Vorinformation für den Zielort, bewusst.
- Methodenkompetenz: Die Schülerinnen und Schüler besitzen die Kompetenz, die erarbeiteten Hygienemaßnahmen (z.B. Anwenden der persönlichen Schutzausrüstung) auf verschiedene Infektionstransporte zu übertragen. Sie können sich am Ende der Lernsituation über die verschiedenen Arten von Infektionskrankheiten informieren. Aus dem gewonnenen Wissen leiten sie die notwendigen Schutzmaßnahmen ab und wenden diese sicher im Alltag an. Sie führen eine zielgerichtete Übergabe und lückenlose Dokumentation durch.

Schritt 4: Ausführen
Das gesamte Lernfeld kann bereits als Advance Organizer bestehen und mittels des nächsten, bereits bestehenden Meilensteins die Lernsituation »Einen Infektionstransport durchführen« ankündigen.

Der Einstieg wird durch eine Falldarstellung bzw. alltägliche berufliche Problemstellung gestaltet. Der Fall spiegelt den Alltag des Krankentransportwesens und die Problematik einer übertragbaren Infektion wider. Er könnte folgendermaßen aussehen:

1. »Sie haben heute Dienst im Krankentransport. Ihr erster Auftrag ist laut Meldebild der Transport eines männlichen Patienten aus einem nahe gelegenen Pflegeheim mit einer bekannten MRSA-Besiedelung des Mund-Rachenraums zu einer radiologischen Untersuchung in eine nah gelegene Klinik.« oder
2. »Sie haben heute Dienst im Krankentransport. Ihr erster Auftrag ist laut Meldebild der Transport eines männlichen Patienten aus einem nahe gelegenen Pflegeheim mit einer unbekannten Lungeninfektion zu einer radiologischen Untersuchung in eine nah gelegene Klinik.«

Anwendung der 7-Sprung-Methode:

- Schritt 1: Klärung von Begriffen und Konzepten, die nicht sofort verständlich sind. Damit bekommen die Auszubildenden einen Ausblick auf das Ziel und können somit das oder die Probleme eingrenzen.
- Schritt 2: Das Problem bzw. die Probleme definieren.
- Schritt 3: Das Problem bzw. die Probleme werden mittels Brainstorming analysiert.

5 Umsetzung im Unterricht

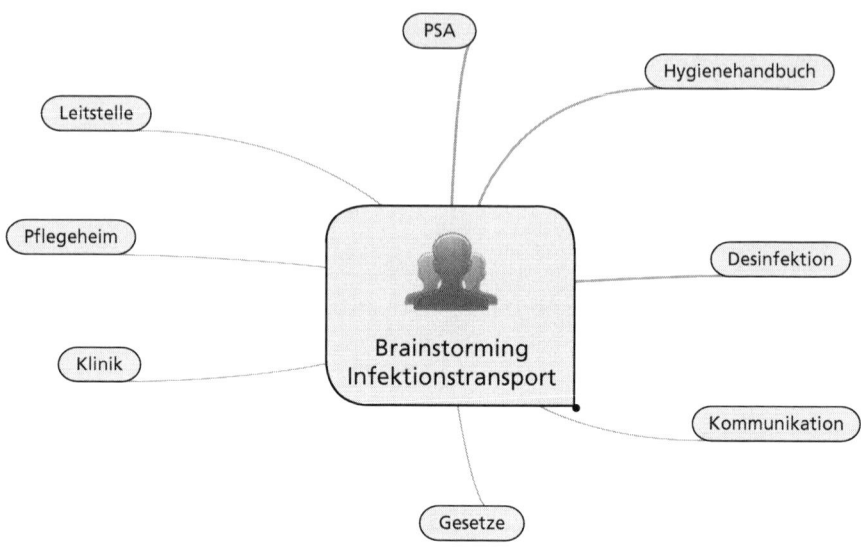

Abb. 16: Beispiel eines Brainstorming-Ergebnisses

- Schritt 4: Die in Schritt 3 entwickelten Ideen werden diskutiert und organisiert. Die Ergebnisse des Brainstormings werden für die weitere Bearbeitung, z.B. durch eine Stamm-/Experten-Ralley, geclustert und durch eine Protokollantin/einen Protokollanten für alle Beteiligten festgehalten.
- Schritt 5: Der Lernbedarf wird festlegt, Lernthemen und -fragen werden formuliert. Bei diesem Schritt kommt es auf die bereits vorhandene Methodenkompetenz der Auszubildenden an. Wenn das Punktekonto und die Kann-Listen zuvor eingeführt sind, so werden die Schülerinnen und Schüler hier aktiv an deren Erstellung mitwirken. Des Weiteren entscheidet die vorhandene Methodenkompetenz darüber, ob die Moderation der Schritte 1–5 durch den Lehrenden oder einen Auszubildenden übernommen werden kann.
- Schritt 6: Grundlegende Informationen werden außerhalb des Plenums in einzelnen Lerngruppen recherchiert. Je nach vorhandener Methodenkompetenz in Einzelarbeit, Partnerarbeit oder einer anderen Gruppenarbeitsvariation.
- Schritt 7: Die einzelnen Lerngruppen berichten über die neu erworbenen und aufbereiteten Kenntnisse, es findet eine Präsentation durch die Schülerinnen und Schüler statt. Des Weiteren wird erörtert, ob neue Probleme entdeckt wurden, die Kann-Listen und das Punktekonto werden durchgegangen.

Als Abschluss der Lernsituation könnte z.B. ein Fallbeispiel-Rollenspiel stehen:
1 Patientin/Patient
2 angehende Notfallsanitäter/Notfallsanitäterinnen
1 Pflegekraft (Pflegeheim)
1 Leitstellendisponent
1 Pflegekraft (Klinik)
1 Ärztin/Arzt

Als Zielsetzung für den Abschluss der Lernsituation könnte das Erfahren und Entwickeln eines Situationsverständnisses für die besonderen Belange der beteiligten Personen und Institutionen sein. Des Weiteren sollte ein erweitertes Verständnis für die verschiedenen notwendigen Hygienemaßnahmen entwickelt werden. Im letzten Schritt wird dann gemeinsam der Arbeits- und Lernprozess reflektiert sowie die gestellten Lernthemen bzw. -fragen gemeinsam durchgearbeitet. Sollten Themen oder Fragen offen geblieben sein, können diese noch gemeinsam diskutiert bzw. erarbeitet werden.

5. Kontrollieren/Bewerten
Der in Kapitel 5.1.5 unter 5. Kontrollieren/Bewerten aufgeführte Fragenkatalog kann als »Brille« genutzt werden, die durchzuführende Lernsituation »Einen Infektionstransport durchführen« zu überprüfen.

6. Auswerten/Reflektieren
Dieser Schritt wird sowohl nach der Erstellung einer Lernsituation als auch nach deren Durchführung erledigt. Am Ende der Erstellung wird der Werdegang der Lernsituation reflektiert und gegebenenfalls Ideen für zukünftige Planungssitzungen aufgenommen. Nach der Durchführung einer Lernsituation wird die Umsetzung im Unterricht ausgewertet und die Lernsituation gegebenenfalls für zukünftige Klassen in einer Lehrkräfte-Teambesprechung (▶ Kap. 5.2) reflektiert und überarbeitet.

Literatur

Fischer R. (2004). *Problemorientiertes Lernen in Theorie und Praxis. Leitfaden für Gesundheitsfachberufe.* Stuttgart: Kohlhammer.
Herold, C. & Herold, M. (2011). *Selbstorganisiertes Lernen in Schule und Beruf.* Weinheim: Beltz.
Institut für Lehrerbildung (2002). *ifl:themenheft Heft 1.* http://li.hamburg.de/contentblob/2966702/data/download-pdf-themenheft-lernfelder.pdf (aufgerufen am 10.02.2014).
Kultusministerkonferenz (2011). Handreichung für die Erarbeitung von Rahmenlehrplänen. http://www.kmk.org/fileadmin/veroeffentlichungen_beschluesse/2011/2011_09_23_-GEP-Handreichung.pdf (aufgerufen am 07.02.2014).
Liebscher-Schebiella, P. (2007). *Vom Lernfeld zur Lernsituation.* Sächsisches Bildungsinstitut. http://home.arcor.de/kollt/Vom%20Lernfeld%20zur%20Lernsituation.pdf (aufgerufen am 08.02.2014).
Niedersächsisches Kultusministerium. (2001). *Materialien für Lernfelder.* URL: http://www.nibis.de/nli1/bbs/archiv/rahmenrichtlinien/lernf.pdf (aufgerufen am 07.02.2014).
NotSan-APrV. (2013). http://www.gesetze-im-internet.de/bundesrecht/notsan-aprv/gesamt.pdf (aufgerufen am 07.02.2014).
Oelke, U. (2000). *Tabuthemen als Gegenstand szenischen Lernens in der Pflege.* Bern: Huber.
Schewior-Popp, S. (2014). *Lernsituationen planen und gestalten.* (2. Aufl.). Stuttgart: Thieme.
SOL-Institut (2012). *SOL in Theorie und Praxis – Überblick über das SOL-Konzept nach Herold.* http://www.sol-institut.de/wp-content/uploads/2012/12/SOL-in-Theorie-und-Praxis.pdf (aufgerufen am 10.02.2014).

5.2 Kommunikation im Team

Konstanze Rösch und Marc Schmidt

Mitarbeitenden in pädagogischen Berufen wird im Umgang mit den verschiedenen Gesprächspartnern im Alltag eine hohe Kompetenz in Bezug auf Kommunikation und Interaktion zugeschrieben (vgl. Schmid-Ourmard & Schroeder, 2005, S. 6). Durch die Neuausrichtung der Ausbildung im Rettungsdienst und die Umstrukturierung von einer lehr-lern-theoretischen Didaktik hin zu einer lern-lehr-theoretischen Methode verändert sich nicht nur die Rolle der Lehrenden, sondern auch grundlegend die Ausbildungs- und Schulstruktur. Die Lehrenden müssen sich vom Wissensvermittler hin zur Mentorin/zum Mentor und Begleiterin/Begleiter, die Schule von einem Wissensinstitut hin zu einer lernförderlichen Umgebung entwickeln. Des Weiteren entstehen durch die künftige Unterrichtsplanung und Umsetzung sowie die neue Verzahnung von Theorie und Praxis vermehrt Schnittstellen, die eine hohe kommunikative Kompetenz von allen Beteiligten fordern. Auch die veränderte Rolle der Lehrenden erfordert eine Anpassung des bisher gelebten Kommunikationsverhaltens: von der vortragenden, instruktionell geprägten hin zu einer begleitenden, aktivierenden, motivierenden und unterstützenden Kommunikation. Daher muss die bisher informell stattgefundene Kommunikation bewusst gestaltet werden. Dies bedeutet, dass ausdrücklich Schnittstellen mit den Schülerinnen und Schülern geschaffen werden müssen. Hierzu zählt nicht nur die enge Verzahnung von Theorie und Praxis, sondern auch die Verzahnung von festangestellten Dozentinnen/Dozenten im Schulteam und Honorarkräften. Hieraus ergibt sich somit ein erhöhter Bedarf an kommunikativem Austausch des gesamten pädagogischen Teams, da sonst die Begleitung der Kompetenzentwicklung der einzelnen Schülerinnen und Schüler nicht möglich sein wird.

Eine weitere Änderung der Rolle der pädagogisch Mitarbeitenden ergibt sich aus der Länge der Ausbildung zum Notfallsanitäter/zur Notfallsanitäterin. So begleitete man bisher Schülerinnen und Schüler meist über einen Zeitraum von sechs Monaten bis zu einem Jahr, künftig werden es drei Jahre sein. Dies bedeutet eine intensive und enge Interaktion und Kommunikation mit einzelnen Personen. Das Eintrittsalter der Auszubildenden wird in naher Zukunft deutlich jünger, die Vorerfahrung deutlich geringer sein. Dies bedeutet, dass nicht nur Lernprozesse und Kompetenzentwicklungen gefördert werden, sondern auch Lebensprozesse bzw. Entwicklungsaufgaben oder -stufen unterstützt werden müssen. Das erfordert eine bewusste und gesteuerte Kommunikation. Künftig müssen sich Lehrende mit den verschiedenen Entwicklungsstufen des Erwachsenwerdens und -seins konfrontiert sehen. Das heißt, dass neben der Bewältigung der beruflichen Ausbildung noch andere Aspekte aus der eigenen Lebenswelt und den Entwicklungsaufgaben eine Rolle spielen werden. Die Thematik der Kommunikation kann somit in der Umsetzung der Notfallsanitäterausbildung und dem Lernfeld aus den Perspektiven der Lehrenden, der Lernenden und des pädagogischen Teams betrachtet werden. Deshalb ist es wichtig, dass Personen, die eine pädagogische Funktion inne haben und täglich einer Vielzahl an Kommunikationsmöglichkeiten ausgesetzt sind, sich über die Grundlagen menschlicher Kommunikation informiert haben und sich deren bewusst sind. Dies dient als Voraussetzung, um Gesprächssituationen im Alltag gelingend zu gestalten.

5.2.1 Grundlagen der Kommunikation

Der Begriff der Kommunikation leitet sich aus dem lateinischen Wort communicare ab und bedeutet in seiner Übersetzung teilen, mitteilen, teilnehmen lassen, gemeinsam machen, die Kommunion empfangen (vgl. Duden, 2006, S. 593; Zeiser et al., 2008, S. 13). Dabei ist unter dem Begriff »[...] die Verständigung zwischen zwei oder mehreren Menschen mithilfe von Sprache (= verbal) und/oder Körpersprache, Bilder, Zeichen oder anderen Kommunikationshilfen (= nonverbal)« (Zeiser et al., 2008, S. 13) zu verstehen.

Kommunikation besteht nicht nur aus verbalen, sondern auch aus nonverbalen Anteilen. Hierzu zählen:

- Blick: Ist der Blick dem Gegenüber offen und zugewandt, wird dieser als »freundlich« empfunden.
- Mimik: Hierbei handelt sich um die Bewegungen des Gesichts.
- Gestik: Bewegungen vor allem von Händen und Fingern, die die Kommunikation begleiten.
- Körperhaltung: Bewegt sich die Person aufrecht oder beugt sie Schultern und Rücken.
- Berührung: Ist z. B. der Händedruck fest oder sanft.
- Räumliches Verhalten: Wie ist die Distanz oder Nähe zu seinem Gesprächspartner?
- Kleidung: Über die Kleidung bzw. den Kleidungsstil kann eine bestimmte Information oder Zugehörigkeit vermittelt werden.
- Intonation: Ist die Stimme laut oder leise, tief oder hoch? Dies kann Informationen über die Gefühlslage des Gegenübers vermitteln (vgl. Zeiser et al., 2008, S. 21–22).

Dabei verteilen sich die verbalen und nonverbalen Anteile folgendermaßen:

- »7 % der gesamten Informationen werden durch Wörter und deren Inhalte vermittelt;
- 38 % werden durch die Stimme und deren Qualität (Tonlage, Sprechgeschwindigkeit, Lautstärke etc.) ausgedrückt;
- 55 % werden durch körpersprachliche Phänomene (Gesten, Körperhaltung, Gesichtsausdruck, Atmung etc.) ausgedrückt« (Robbins, 1991; zitiert nach Schmid-Ourmard & Schroeder, 2005, S. 8).

Die nonverbale Kommunikation läuft meist auf der unbewussten bzw. automatischen Ebene. Hierbei werden häufig vor allem Emotionen auf dieser Kommunikationsebene vermittelt. Die vermittelten Emotionen werden dabei auf diesem Weg wesentlich deutlicher und effektiver kommuniziert. Des Weiteren werden Botschaften so schneller und weniger kontrolliert gesendet (vgl. Forgas, 1999, S. 133). Nonverbale Kommunikation wird vor allem dann eingesetzt, wenn folgende Aspekte geschaffen werden: »1. Steuerung einer sozialen Situation, 2. Selbstdarstellung, 3. Kommunikation emotionaler Zustände, 4. Kommunikation von Einstellungen und 5. Kanalkontrolle« (Argyle 1969, 1972; zitiert nach Forgas, 1999, S. 133). In diesem Zusammenhang stehen meist auch die sogenannten »impliziten« Botschaften. Das sind Botschaften, die nicht direkt formuliert worden sind, sondern hineininterpretiert werden können (vgl. Schulz von Thun, 2013a, S. 37). Dabei gibt es kongruentes und inkongruentes Verhalten. Von inkongruentem Verhalten spricht man, wenn Sprache und Körpersprache im Widerspruch stehen bzw. verbale und nonverbale Anteile einer Botschaft nicht in die gleiche Richtung gehen (vgl. Zeiser et al., 2008, S. 21–22; Schulz von Thun, 2013a, S. 39).

5.2.2 Aktives Zuhören

Bei der Methode des aktiven Zuhörens geht es darum, sich in die Lage des Gesprächspartners hineinzuversetzen und das Gehörte mit eigenen Worten widerzuspiegeln. Dieser Prozess läuft in drei Phasen ab:

1. *Beziehungsaufbau:* Im ersten Schritt begegnet man seinem Gesprächspartner offen und sucht den Blickkontakt. Dabei ist es wichtig, kongruent in seiner Kommunikation zu sein. Dies signalisiert Interesse am Gegenüber, der Gesprächspartner fühlt sich angenommen.
2. *Inhaltliches Verständnis:* In dieser Phase wird das Gehörte bzw. das Gesagte mit eigenen Worten wiedergegeben. Dies signalisiert Akzeptanz und Wertschätzung.
3. *Gefühle verbalisieren:* Dabei werden die Gefühle benannt und mit eigenen Bildern veranschaulicht. Dies signalisiert dem Gesprächspartner, dass er ernst genommen wird.

In den Phasen zwei und drei ist es wichtig die Konzepte des Paraphrasierens, Reflektierens und Feedback-Gebens zu beherrschen. Beim Paraphrasieren wird das Gehörte und dessen Sinn mit eigenen Worten wiedergegeben, so wie der Gesprächspartner es verstanden hat. Die Methode des Reflektierens greift die emotionale Ebene des Gegenübers auf und fasst diese in Worte. Das Konzept des Feedbacks gibt Auskunft darüber, wie eine Botschaft angekommen ist (vgl. Zeiser et al., 2008, S. 23–25).

5.2.3 Lerncoaching

Bezieht sich auf das Lernen und die Faktoren, die eine Wirkung darauf haben. Ziel dabei ist es, dass Lernende sich das zu Lernende effizienter aneignen können und einen aktiven Teil im Lernprozess übernehmen. Die Lernenden sollen dabei befähigt werden, den Lernprozess selbst zu steuern und zu reflektieren. Dabei ist wichtig, dass der Prozess des Lerncoachings immer auf Augenhöhe stattfindet und der Coach eine beratende Funktion einnimmt. Die Ziele und Anliegen werden durch den Lernenden bestimmt (vgl. Hardeland, 2013, S. 5–7). Die Beratungskompetenz des Coaches beinhaltet dabei vor allem Gesprächsführungstechniken, aktives Zuhören, Widerspiegeln von Inhalten sowie das Paraphrasieren und Verbalisieren (vgl. Hardeland, 2013, S. 70–76).

5.3 Beratungskompetenzen im pädagogischen Alltag

Marc Schmidt und Konstanze Rösch

Die Umgestaltung der Ausbildung von Personen im Rettungsdienst erfordert eine hohe kommunikative Kompetenz. Dabei wird als eine der Hauptaufgaben von Pädagoginnen und Pädagogen die Beratungstätigkeit angesehen. Anlässe bzw. Handlungsfelder für Beratung im Schulalltag gibt es viele. Hierzu zählen u. a. Konfliktberatung, Einzel-/Lernberatung, kollegiale Beratung, Bildungsberatung (vgl. Bonse-Rohmann, 2009, S. 2). Im weiteren Verlauf werden hier drei Methoden kurz dargestellt, die zur Beratung in verschiedenen Situationen herangezogen werden. Des Weiteren können die Methoden und Konzepte der vorangegangenen Kapitel ergänzend hinzugezogen werden.

5.3.1 Die kollegiale Beratung

Bei der kollegialen Beratung geht es um einen teilnehmenden-themenzentrierten Dialog zur Beratung bei alltäglichen und beruflichen Problemen durch Kolleginnen und Kollegen (vgl. Kerres, 2010, S. 9; Kapsch, 2007, S. 218). Dabei findet die Beratung in sechs Phasen statt:

1. *Casting:* In dieser Anfangsphase werden die Rollen der Beratung festgelegt. Dazu gehören Moderatorin/Moderator, Fallerzählerin/Fallerzähler, kollegiale Beraterinnen/Berater und Sekretärinnen/Sekretäre. Die Moderatorin/der Moderator führt die Teilnehmenden durch die einzelnen Phasen. Die Fallerzählerin/der Fallerzähler ist diejenige/derjenige, die/der zu einem Thema beraten werden möchte (vgl. kollegiale-beratung a, 2014).
2. *Spontanerzählung:* Die Fallerzählerin/der Fallerzähler stellt ihre/seine Thematik in einer 10-minütigen Präsentation vor. Sie/er muss dazu nicht vorbereitet sein (vgl. kollegiale-beratung b, 2014).
3. *Schlüsselfragen:* Die Fallerzählerin/der Fallerzähler stellt nun bzw. erarbeitet in Zusammenarbeit mit dem Moderator Schlüsselfragen für die Beraterinnen und Berater (vgl. kollegiale-beratung c, 2014).
4. *Methodenwahl:* Die Moderatorin/der Moderator wählt nun mit den Teilnehmenden eine Methode zur Bearbeitung der Schlüsselfragen aus. Dabei kann der Fallerzähler eine Methodik vorschlagen. Methoden können z. B. Brainstorming, Resonanzrunde, gute Ratschläge sein (vgl. kollegiale-beratung d, 2014).

5. *Beratung:* Die Beraterin/der Berater unterstützt nun den Fallerzähler auf der Grundlage der Ergebnisse aus den vorher angewandten Methoden. Dabei notiert der Sekretär die Vorschläge (vgl. kollegiale-beratung e, 2014).
6. *Abschluss:* Die Fallerzählerin/der Fallerzähler nimmt nun Stellung zu den Vorschlägen und gibt an, welche Ratschläge er als hilfreich in Bezug auf seine vorher gestellte Schlüsselfrage sieht (vgl. kollegiale-beratung f, 2014).

Voraussetzung für die Durchführung einer kollegialen Beratung ist die Freiwilligkeit, Gleichberechtigung, Berufserfahrung und Methodenkompetenz der Teilnehmenden (vgl. Kapsch, 2007, S. 218 ff).

5.3.2 Die Arbeit mit dem »inneren Team«

Menschen reagieren auf Ereignisse und Entscheidungen mit gemischten und vielfältigen Gefühlen. Diese Emotionen kann man sich als Mitglied eines Teams vorstellen. Dies bezeichnet Schulz von Thun als die Mitglieder des inneren Teams. Dabei hat jedes Teammitglied eine Botschaft für uns. Diese sind uns jedoch nicht immer sofort klar und müssen erst durch eine »innere« Reflexion deutlich gemacht werden (vgl. Schulz von Thun, 2013b, S. 21–24). Jedes Teammitglied steht für »*[...] Gedanken, Gefühle und Bedürfnisse [...]*« (vgl. Schulz von Thun, 2013b, S. 24). Darüber hinaus repräsentiert es »*[...] Wertehaltungen, Normen und entsprechende Befehle [...]*« (vgl. Schulz von Thun, 2013b, S. 24). Bei der Arbeit mit diesem Team geht es darum, die einzelnen Mitglieder zu benennen oder zu visualisieren. Denn die Teammitglieder reagieren nicht immer sofort, manche erst eine ganze Zeit später. Manche sind lauter oder leiser, einige sind uns sympathisch, die anderen unsympathisch. Sie können miteinander, nacheinander oder gegeneinander wirken (vgl. Schulz von Thun, 2013b, S. 21–28). Des Weiteren treten die einzelnen Mitglieder nicht immer alle gleichermaßen auf. Viele kommen nur in bestimmten Situationen oder Zusammenhängen, wieder andere in Alltagssituationen, bei besonderen Ereignissen oder Aufgaben ... zum Tragen (vgl. Schulz von Thun, 2013b, S. 36–37). Sehr häufig machen sie uns das Leben oder Entscheidungen sehr schwer und führen zu Konfliktsituationen. So kann das Team z. B. bei Auszubildenden Prüfungs- und Versagensängste hervorbringen. Es kann dazu benutzt werden, das Lernen und den Stress aufzuarbeiten (vgl. Schulz von Thun, 2010, S. 36–38). Es hilft dabei, den Teilnehmenden Gefühle, Ängste und innere Widerstände darzustellen (vgl. Schulz von Thun, 2010, S. 46).

5.4 Kommunikation im pädagogischen Team

Marc Schmidt und Konstanze Rösch

Durch die Veränderungen des Lehr- und Unterrichtsplans wird ein enger Austausch zwischen den Kolleginnen und Kollegen, die die einzelnen Lernsituationen begleiten und ggf. im Team-Teaching arbeiten, notwendig und erforderlich. Ein gemeinsamer Austausch im pädagogischen Team über den Stand und einzelne Problemstellungen, die während des Ausbildungsverlaufs einzelner Schülerinnen und Schüler auftreten, ist daher unerlässlich.

Eine weitere Besonderheit wird künftig die Rolle der Klassenleitung sein. Hier wird es ebenfalls einen Rollenwechsel geben. So ist diese Rolle bisher von eher organisatorischen Belangen geprägt, künftig wird eine Fülle an neuen Aufgaben hinzu-kommen, je nach Schulstruktur und -leitung. Hierzu zählen vor allem das regelmäßige Einholen von Informationen bzw. der Austausch mit den unterrichtenden Kolleginnen und Kollegen über die Kompetenzentwicklung sowie Schwierigkeiten, Stärken, Schwächen und Problemstellungen der einzelnen Schülerinnen und Schüler.

Literatur

Argyle, M. (1969). *Social Interaction*. London: Methuen.
Argyle, M. (1972). *The Psychology of Interpersonal Behaviour*. Harmondsworth: Penguin
Bonse-Rohmann, M. (2009). *Seminarunterlagen Modul 3.1.3 Vermittlungswissenschaften: Integrative Fach-, Bereichs-, Berufsfelddidaktik*. Studiengang: Master Pflegewissenschaften, Hochschule Esslingen.
Forgas, J. (1999). *Soziale Interaktion und Kommunikation. Eine Einführung in die Sozialpsychologie*. (4. Aufl.). Weinheim: Psychologie Verlags Union.
Hardeland, H. (2013). *Lerncoaching und Lernberatung*. Baltmannsweiler: Schneider.
Kanitz, A. von & Mentzel, W. (2012). *Gesprächsführung*. Freiburg: Haufe-Lexware.
Kapsch, K. (2012). Kollegiale Beratung in der Pflege. *PADUA*, 7 (4), 218–221.
Kerrers, A. (2010). Die Kollegiale Beratung in CNE. Fortbildung. *Sozial- und Personalkompetenz*, 4: 9–11.
Meier-Gartenbein, K.F. & Späth, T. (2012). Handbuch Bildung, Training und Beratung. (2., überarb. u. erw. Aufl.).Basel: Beltz.
Schmid-Ourmand, W. & Schroeder, W. Bundesministerium für Bildung und Forschung (2005). *Kommunikation im pädagogischen Alltag – Modelle, Methoden, Techniken*. Ibbw – Institut für berufliche Bildung und Weiterbildung e. V.
Schulz von Thun, F. & Stegemann, W. (Hrsg.) (2010). *Das innere Team in Aktion*. (5. Aufl.). Reinbek: Rowohlt.
Schulz von Thun, F. (2013a). *Miteinander reden: 1. Störungen und Klärungen*. (50. Aufl.). Reinbek: Rowohlt.
Schulz von Thun, F. (2013b). *Miteinander reden: 3. Das »Innere Team« und situationsgerechte Kommunikation*. 19. Aufl. Reinbek: Rowohlt
Zeiser, A., Yilmaz, F., Tolle, P., Söll, J., Schwan, G., Scholz, P., Cochu, L., Nitz, L., Müller- Röpke, A., Jünger, S., Jessen, N., Hoffmann, K., Hermann, E., Hax-Schoppenhorst, T., Guski, E., Blens, H. G., Itzenplitz, B., Wolfgram-Funke, A., Kögelmaier de Vera, A., Christen, M. & Barth, G. 2008). *Pflegen lernen. Kommunizieren und interagieren*. Band 5. Braunschweig: Westermann: Schroedel.

http://www.duden.de/suchen/dudenonline/neurolinguistische aufgerufen am 14.02.2014
(a) http://www.kollegiale-beratung.de/Ebene3/1casting.html aufgerufen am 14.02.2014
(b) http://www.kollegiale-beratung.de/Ebene3/2spontan.html aufgerufen am 14.02.2014
(c) http://www.kollegiale-beratung.de/Ebene3/3fragest.html aufgerufen am 14.02.2014
(d) http://www.kollegiale-beratung.de/Ebene3/4methowa.html aufgerufen am 14.02.2014
(e) http://www.kollegiale-beratung.de/Ebene3/5methodu.html aufgerufen am 14.02.2014
(f) http://www.kollegiale-beratung.de/Ebene3/6abschlu.html aufgerufen am 14.02.2014

5.5 Kompetenzorientiert prüfen

Marc Schmidt und Konstanze Rösch

Durch die kompetenz- und outputorientierte Ausrichtung der Notfallsanitäterausbildung müssen nicht nur neue Unterrichtsmethoden, sondern auch neue Prüfungsformen eingeführt werden. Um der Handlungsorientierung sowie der Entwicklung hin zur Kompetenzorientierung gerecht zu werden, können bisher angewandte Prüfungs- und Bewertungsformen nur noch punktuell Anwendung finden. Es ist die Aufgabe von Lehrenden, die Lernprozesse durch Erfolgskontrollen und Leistungsbemessungen zu begleiten, um adäquate und objektive Lernhilfen geben zu können (vgl. Schewior-Popp, 2014, S.175–176). Hierfür scheinen die bisher durchgeführten Formen der Leistungsbeurteilung für die neu eingeführten Unterrichtsformen, wie z. B. Projektunterricht, Präsentationen oder dem Konzept des problemorientierten Lernens, tendenziell ungeeignet zu sein. So geht es bei der Durchführung der Handlungsorientierung im Unterricht im weitesten Sinne immer um die Kreierung eines »Produkts«. Dies kann im Zusammenhang mit Erreichung einer Berufsqualifikation z. B. eine Schlüsselqualifikation oder die Problemlösungskompetenz für alltägliche, berufliche Herausforderungen sein.

> »Eine handlungsorientierte Kompetenzentwicklung, wie sie das Lernfeldkonzept vorsieht, wird entsprechende Vermittlungs- und Erschließungsformen anbieten, sie wird aber auch Sorge dafür tragen, dass Ergebnissicherungen in Form von Erfolgskontrollen und Leistungsmessungen erfolgen, die Lernenden und Lehrenden Auskunft geben über den jeweiligen Grad der Qualifizierung. Dabei müssen natürlich angemessene Instrumente, also Aufgabenformen gefunden werden, die solche Überprüfungen ermöglichen. Diese sollte nicht nur produkt-, also kriterienorientiert geschehen, sondern ebenso das angezielte Leistungsniveau berücksichtigen« (Schewior-Popp, 2014, S.176).

Es müssen also Bewertungsschemata entwickelt werden, die der Lernfelddidaktik, Handlungs- und Kompetenzorientierung entsprechen. In den folgenden Abschnitten soll eine Anregung gegeben werden, um neue und standardisierte Prüfungsformen durch die Schulen zu entwickeln.

5.5.1 Aufgaben und Ziele von Bewertungen und Beurteilungen

In der Literatur werden folgende Ziele bzw. Aufgaben einer Leistungsbemessung für die Beteiligten eines Ausbildungsprozesses benannt:

- »Rückmeldefunktion für Lehrer und Schüler (hinsichtlich des Leistungsstandes),
- Berichtsfunktion (für Eltern, potenzielle Arbeitgeber etc.),
- Prognostische Funktion (im Hinblick auf Schul-, Ausbildungs-, Berufserfolg),
- Disziplinierungs- und Sozialisierungsfunktion (Noten als »Erziehungsmittel«),
- Motivationsfunktion (Noten als Anreiz für intensives Arbeiten),

- Selektions-, Klassifizierungs- und Zuteilungsfunktion (mithilfe von Noten werden Schüler bestimmten Leistungs-»Klassen« zugeordnet, Berufs- und damit auch Lebenschancen werden zugeteilt),
- Kontrollfunktion (für übergeordnete Behörden, z. B. Schulamt oder Bezirksregierung)« (Dohse 1995, Becker 2007; zitiert nach Schewior-Popp, 2014, S. 176–177).

Generell beinhaltet die Leistungsbemessung zwei verschiedene Funktionen. Zum einen bietet sie den Schülerinnen und Schülern eine Aussage über ihre Entwicklung, zum anderen ist sie der formale Beweis einer erreichten Qualifikation. Dabei werden zwei Formen der Leistungsbemessung unterschieden:

1. *Die Beurteilung:* Dabei steht der individuelle Lernerfolg an erster Stelle. Dieser spiegelt sich jedoch vor allem während der Lern- und Entwicklungsprozesse sowie in den Ergebnissen wider. Daher ist eine Beurteilung als ein Prozess zu sehen, der eine Aussage zu einer persönlichen Entwicklung der Schülerinnen und Schüler macht.
2. *Die Bewertung:* Bei dieser Form der Leistungsüberprüfung geht es um bereits erbrachte Ergebnisse. Die Bewertung beinhaltet meist standardisierte Kriterien und findet in bestimmten Intervallen oder zu einem bestimmten Zeitpunkt statt (vgl. Bonse-Rohmann, 2001, S. 11–12).

Um Beurteilungen bzw. Bewertungen durchzuführen, sollten diese standardisiert sein bzw. nach bestimmten Kriterien durchgeführt werden. Dabei können die folgenden Qualitätsnormen betrachtet werden:

- »*Individuelle Bezugsnormen*
  = Vergleichsperspektive ist der zeitliche Längsschnitt der individuellen Leistungsentwicklung einer Person (intraindividuell, z. B. einer Schülerin)
- *Soziale (oder normative) Bezugsnorm*
  = Vergleichsperspektive ist die Leistungsverteilung innerhalb der bewerteten Gruppe; Vergleich zu den Leistungsergebnissen anderer Gruppenmitglieder und Bestimmung eines Rangplatzes (interindividuell, z. B. Mitschüler in der Klasse).
- *Kriteriale (oder sachliche) Bezugsnorm*
  = Leistungen in Relation zu einem oder mehreren vorher festgelegten Erfolgskriterien (z. B. eine Lösung kann richtig oder falsch sein (Heckhausen, 1989; zitiert nach Bonse-Rohmann, 2008, S. 12).

Bei der Entwicklung von Prüfungsinstrumenten, die einer Handlungsorientierung gerecht werden, sollten dazu folgende Punkte Berücksichtigung finden:

- »Die Lernerfolgskontrollen sollen sich auf ein Handlungsziel beziehen.
- Sie sind subjektorientiert. Somit können die Lernenden ihre Persönlichkeit und damit ihre personale Kompetenz mit einbringen.

- Die Lernsituation muss einen Handlungsentwurf oder eine Handlungsstruktur beinhalten, die Handlungskompetenzen erforderlich machen.
- Die Erarbeitung der Lernsituation sowie der Lernerfolgsüberprüfung sollten selbstständig durchgeführt werden.
- Soziales Lernen bzw. soziale Eingebundenheit wird in der Prüfungssituation ermöglicht.
- Teilhandlungen sind möglich – diese müssen jedoch regelgeleitet sein. Die Selbstreflexion der erbrachten Leistung wird berücksichtigt und kommt bei der Lernerfolgskontrolle zum Tragen« (Richter, 2002; zitiert nach Bonse-Rohmann, 2008, S. 16).

5.5.2 Gütekriterien

Die zu entwickelnden Leistungsüberprüfungen sollen und müssen bestimmten Qualitätsmerkmalen entsprechen. Hierzu werden die wissenschaftlichen Gütekriterien Objektivität, Reliabilität und Validität herangezogen. Ferner bieten Gütekriterien wie Angemessenheit, Trennschärfe, Handhabbarkeit und Transparenz einen guten Anhaltspunkt.

- *Objektivität:* Inwieweit ist das Ergebnis einer Prüfung unabhängig von den anwendenden Personen. Es ist notwendig, dass Prüfungen unter den gleichen Bedingungen und mit den gleichen Inhalten stattfinden. Es werden die gleichen Auswertungskriterien zur Beurteilung eines Prüfungsergebnisses herangezogen (vgl. Richter, 2002; zitiert nach Bonse-Rohmann, 2008, S. 13; Lienert & Raatz, 1961, 1969; zitiert nach Diekmann, 2009, S. 249).
- *Reliabilität:* Hier ist die Zuverlässigkeit gemeint, mit der bei wiederholter Anwendung eines Prüfungsinstrumentes die gleichen Ergebnisse herauskommen. Dabei sollten die Ergebnisse durch so wenig wie möglich unberechenbare Fehler beeinflusst werden können (vgl. Mietzl, 2001; zitiert nach Bonse-Rohmann, 2008, S. 13; Diekmann, 2009, S. 250).
- *Validität:* Wie genau misst ein Testverfahren das, was es vorgibt, messen zu wollen (vgl. Bonse-Rohmann, 2008, S. 13; Lienert & Raatz, 1961, 1969; zitiert nach Diekmann, 2009, S. 257).
- *Angemessenheit:* Abstimmung der zu erarbeitenden Prüfung in Bezug auf die Forderungen im Unterricht. Dies bedeutet, das Wissen und der Inhalt müssen stufenweise, je nach Stand des Lernprozesses im Unterricht abgeprüft werden (vgl. Richter, 2002; zitiert nach Bonse-Rohmann, 2008, S. 13).
- *Trennschärfe:* Leistungsbemessungen sollen den Schülerinnen und Schülern aufzeigen, wie ihre Leistungen innerhalb einer Gruppe zu bewerten sind (vgl. Sacher, 2004; zitiert nach Bonse-Rohmann, 2008, S. 14).
- *Handhabbarkeit:* Die erarbeiteten Prüfungsinstrumente müssen im alltäglichen Gebrauch anwendbar und praktikabel sein. Das heißt, die Anwendung und Auswertung einzelner Prüfungen müssen sich in einem adäquaten Zeitaufwand abspielen (vgl. Richter, 2002; zitiert nach Bonse-Rohmann, 2008, S. 14).

- *Transparenz:* Den Auszubildenden muss klar sein, welche Leistungen von ihnen in einer Prüfungssituation erwartet wird (vgl. Bonse-Rohmann, 2008, S. 17).

5.5.3 Verschiedene Arten der Bewertung und Leistungsbemessung

Generell lassen sich in Gesundheitsberufen drei Formen der Leistungsbemessung unterscheiden: schriftlich, mündlich und praktisch. Die verschiedenen Methoden bieten ebenso zwei unterschiedliche Formen der Diagnose: zum einen die Prozess- und zum anderen die Statusdiagnose. Bei der Statusdiagnose wird zu einem festgelegten Zeitpunkt in einem festgelegten Rahmen die Leistung überprüft. Dabei gibt die Prüfungsart den Lernenden ein Feedback darüber, wie der derzeitige Lernstand zu bewerten ist. Die Prozessdiagnose hingegen überprüft den individuellen Lernprozess über einen bestimmten Zeitraum hinweg. Diese Form berücksichtigt Veränderungen und Entwicklungen sowie Aspekte der Handlungsorientierung. In diesem Zusammenhang zählen vor allem Instrumente wie Selbst-, Fremdeinschätzung und Tätigkeitsbericht (vgl. Richter, 2002; zitiert nach Bonse-Rohmann, 2008, S. 16–17).

In der untenstehenden Tabelle ist eine Auswahl an verschiedenen Prüfungsmethoden aufgelistet.

Tab. 2: Prüfungsmethoden im Überblick (in Anlehnung an Richter 2002; zitiert nach Bonse-Rohmann, 2008, S. 18)

Prüfungsmethode	Kurzbeschreibung
Schriftliche Arbeit	Alle Schülerinnen und Schüler bearbeiten im gleichen Zeitraum die gleiche Aufgabe.
Mehrfachwahlaufgaben (»Multiple Choice«)	Diese Methode wird meist auch in Leistungsüberprüfungen angewendet. Zu den einzelnen Fragen sind mehrere Antworten bzw. Antwortkombinationen möglich.
Situationsbezogene schriftliche Klassenarbeit	Alle Schülerinnen und Schüler bearbeiten im gleichen Zeitraum die gleiche Aufgabe. In diesem Fall handelt es sich bei der Aufgabe um eine Problem- oder Fragestellung. Zur Lösung wird Handlungswissen benötigt.
Schriftlicher Bericht, Problemskizze, schriftliche Übung, Materialsammlung	Hierbei bearbeiten die Auszubildenden Aufgaben schriftlich in verschiedenen Formen: Klassenarbeit, Hausaufgaben, Gruppenarbeit. Diese Methode ist auch in Kombination mit anderen möglich, z. B. Projektarbeit.
Protokoll	Durchführung der schriftlichen Zusammenfassung eines Themas in Gruppen- oder Einzelarbeit.
Mitarbeit im Unterricht	Beobachtung durch den Lehrenden, meist informell.

Tab. 2: Prüfungsmethoden im Überblick (in Anlehnung an Richter 2002; zitiert nach Bonse-Rohmann, 2008, S. 18) – Fortsetzung

Prüfungsmethode	Kurzbeschreibung
Referat	Selbstständige Be- und Erarbeitung eines Themas durch die Schülerinnen und Schüler mit anschließender Visualisierung und Präsentation für die anderen Teilnehmenden. Dies kann in Einzel- oder Gruppenarbeit erfolgen.
Mündliche Prüfung, Fachgespräch oder Simulation	Die Auszubildenden müssen in einer formalisierten Gesprächssituation eine Frage- oder Problemstellung mündlich bearbeiten. Dies kann auch eine gestellte Situation aus dem beruflichen Alltag mit Simulationspersonen sein.
Projekt	Die Auszubildenden bearbeiten in Gruppen komplexe Aufgaben- bzw. Problemstellungen. Dabei wird eine Projektskizze (Wie ist der Ablauf geplant), eine Projektpräsentation (Präsentation der Ergebnisse) und ein Projektbericht (schriftliche Zusammenfassung des Gesamtverlaufs) erstellt.
Praktische Leistungen, Fertigung eines Produktes im Unterricht	Hierbei erstellen die Auszubildenden selbstständig ein vorher vereinbartes Handlungsprodukt. Dies kann in Einzel- oder Gruppenarbeiten erfolgen.
Hausarbeit	Siehe Kapitel schriftliche Leistungsüberprüfung

Im Folgenden finden sich weitere Prüfungsmethoden, die in der medizinischen und pflegerischen Ausbildung bereits Anwendung finden und die vor allem die handlungsorientierten Unterrichtsmethoden der Lernfelddidaktik unterstützen:

- *Portfolio:* Die Schülerinnen und Schüler erstellen eine Sammlung von wichtigen Informationen und Materialien zu einem Themenschwerpunkt. Dabei gestalten sie die Auswahl selbst und setzen somit ihre eigenen Kernpunkte (vgl. Brunner & Schmiedinger, 1997; zitiert nach Bonse-Rohmann, 2008, S. 21).
- *Triple Jump Exercise (TJE):* Hierbei handelt es sich um eine systematische Methode, die dem Konzept des problemorientierten Lernens zuzuordnen ist (vgl. Bonse-Rohmann, 2008, S. 21). »Hierbei müssen mit Hilfe von Kurz-Patientenfällen die einzelnen Schritte des POL unter Gutachteraufsicht vom jeweiligen Teilnehmer durchgeführt werden. Die Ausarbeitung der Lernziele unter Zuhilfenahme verschiedener Quellen und gegebenenfalls die Modifizierung der Hypothesen erfolgt allerdings in Abwesenheit eines Prüfers. Abschließend erörtert der Prüfling die ausgearbeiteten Lerninhalte und seine Bearbeitungsstrategie« (Ruhr- Universität Bochum aufgerufen am 22.02.2014).
- *Struktur-Lege-Plan:* Bei der Durchführung dieser Methode sollen die Schülerinnen und Schüler ein Ordnungssystem für ein komplexes Thema oder einen

Sachverhalt erarbeiten. Dabei werden Begrifflichkeiten oder Bilder in einen logischen Zusammenhang gestellt. Dieser Arbeitsprozess gliedert sich dabei in vier Schritte: 1. Themenfindung/-benennung, 2. Thematische Begriffsfindung, 3. Strukturierung und Dokumentation, 4. Präsentation (vgl. Lehrerfortbildung BW aufgerufen am 22.02.2014; Methodenpool Lernfelder Altenpflege; Schneider, 2004; zitiert nach Bonse-Rohmann, 2008, S. 22).

- *Objective structured Clinical Examination (OSCE):* In diesem Prüfungsverfahren sind mehrere Stationen beinhaltet, die sich im Zusammenhang aufeinander beziehen. Es können sich dabei praktische und schriftliche Aufgaben abwechseln. Dabei werden häufig Simulationspatientinnen/-patienten eingesetzt (vgl. Universität Witten-Herdecke aufgerufen am 22.02.2014; Ruhr-Universität Bochum aufgerufen am 22.02.2014; Chenot & Ehrhardt, 2003).
- *Modified Essay Question Test (MEQ):* Bei dieser Methode werden zu einer gegebenen Fallsituation fächerübergreifend Fragen gestellt. Dabei können die Antwortkombinationen vorgegeben sein oder frei formuliert werden. Der zu bearbeitende Fall wird dabei gestaffelt vorgestellt. Das heißt, es wird die erste Fallerzählung bearbeitet. Im nächsten Schritt wird der Fall durch weitere Informationen ergänzt und fortgeführt usw. (vgl. Universität Witten-Herdecke aufgerufen am 22.02.2014; Ruhr-Universität Bochum aufgerufen am 22.02.2014).
- *Gruppendiskussion:* Durchführung meist als Gruppendiskussion. Es wird ein vorgegebenes fachliches Thema über einen bestimmten Zeitraum diskutiert. Dabei können die Rollen der Diskussionsmoderation, Pro- und Contra-Teilnehmerinnen/Teilnehmer und Beobachterinnen/Beobachter vorgegeben, nur teilweise oder gar nicht vorgegeben sein (vgl. Ebbinghaus & Schmidt, 1999; zitiert nach Bonse-Rohmann, 2008, S. 22–23).
- *Schülerinnen und Schüler leiten Schülerinnen/Schüler an:* Ein Auszubildender aus einem höheren Ausbildungsjahr/-semester leitet einen anderen Auszubildenden bei einer beruflichen Handlung an. Dies kann in Zusammenhang mit einer realen oder simulierten Situation stehen (vgl. Deppinger, 2004; zitiert nach Bonse-Rohmann, 2008, S. 23).
- *Performanz-Prüfung/Simulation:* Bei dieser Prüfungsmethode müssen die Schülerinnen und Schüler ihre bereits erworbenen Kompetenzen beispielhaft in ihrer Berufspraxis anwenden (vgl. Bonse-Rohmann, 2008, S. 21).

Die schriftliche Leistungsüberprüfung

Einer Ausbildungs- und Prüfungsverordnung, auch die der Ausbildung zum Notfallsanitäter/zur Notfallsanitäterin, liegen schriftliche Leistungsüberprüfungen zugrunde. Sie sind auch Teil der Abschlussprüfung, also dem Erwerb der Berufsqualifikation. Daher sollten schriftliche Prüfungen und Testate auch Teile des Ausbildungsverlaufes sein, um die Schülerinnen und Schüler auf die Abschlussprüfung vorzubereiten. Da in den meisten Ausbildungs- und Prüfungsverordnungen eine Zeitbemessung für den schriftlichen Teil einer Abschlussprüfung hinterlegt ist, sollten die vorher durchgeführten Leistungsüberprüfungen diesem entsprechen. Zudem sollte eine größtmögliche Transparenz über Zeitpunkt, erforderliche Hilfsmittel, Form der Arbeit, Inhalt und Funktion, Bewertungsschemata und formale Aspekte geschaffen werden (vgl. Schewior-Popp, 2014, S. 178–179). In der schriftlichen Leistungsüberprüfung sollten verschiedene Aspekte Berücksichtigung finden. Im ersten Schritt sollten die Aufgaben so klar und verständlich wie möglich formuliert sein, um die Bewertung und das Verständnis zu erleichtern. Folgende Aspekte zur Formulierung können hierzu benannt werden:

- »ein klarer, gegliederter Satzbau, der die Fragen der Aufgabe unzweideutig formuliert […]
- […] das unterrichtsadäquate Verwenden von Begriffen (Schülern müssen die Begriffe vertraut sein),
- Das Verwenden eindeutiger Verben im Hinblick auf die zu erbringende Leistung, z. B.:
  - ›nennen‹ meint das reine Aufzählen von Begriffen oder Sachverhalten, nicht etwa das Erläutern,
  - ›definieren‹ bezieht sich auf die Bestimmung eines Begriffs oder Sachverhalts durch die Nennung der wesentlichen Merkmale,
  - »›erläutern‹« oder ›beschreiben‹ meint die Darstellung einzelner Sachverhalte im Gesamtzusammenhang,
  - ›erklären‹ oder ›begründen‹ bezieht sich auf die Darstellung der Zusammenhänge von Ursachen, […]« (Schewior-Popp, 2014, S. 180).

Bei der schriftlichen Leistungsbemessung lassen sich folgende Typen unterscheiden:

- Kurzantwortaufgabe: Antwort in Verben, Adjektiven oder Stichworten formulieren
- Kurzaufsatzformen: Kurze Aufsätze oder Synthesen zur Antwort
- Ergänzungsaufgaben oder Lückentexte: Ergänzung vorgegebener Texte mit verschiedenen Lücken
- Multiple Choice-Aufgaben: Das Auswählen einzelner oder mehrerer richtiger oder falscher Antworten
- Zuordnungsaufgaben: Zuordnung von Antworten, Begriffen o. ä. zu z. B. Abbildungen (vgl. Schewior-Popp, 2014, S. 181–182)

Ferner kann eine schriftliche Hausarbeit als eine alternative Prüfungsform herangezogen werden. Dabei erstellen die Schülerinnen und Schüler zu einer bestimmten Thematik in einem festgelegten Zeitraum eine Ausarbeitung. Dies bietet den Auszubildenden die Möglichkeit, sich mit einer komplexen Thematik intensiv auseinanderzusetzen (vgl. Ebbinghaus & Schmidt, 1999; zitiert nach Bonse-Rohmann, 2008, S. 20).

In der folgenden Tabelle wird dargestellt, welche Kompetenzdimensionen durch die genannten schriftlichen Prüfungsformen bearbeitet werden können.

Tab. 3: Prüfungsinstrumente und damit prüfbare Kompetenzbereiche in der schriftlichen Leistungsbemessung (in Anlehnung an Bonse-Rohmann, 2008, S. 24)

	Klausur: Essay oder Kurzantwort	Klausur: Multiple Choice	Schriftliche Ausarbeit
Fachkompetenz	✓	✓	✓
Personalkompetenz	✓		✓
Sozialkompetenz	✓		
Methodenkompetenz	✓	✓	✓

Die mündliche Leistungsüberprüfung

Die mündliche Leistungsbemessung ist in Gesundheitsfachberufen und medizinischen Berufen meist ein Teil der Abschlussprüfung, also der Erlangung der beruflichen Qualifikation. Diese Form der Leistungsbemessung bietet einige Vorteile. So können z. B. Gesamt- oder Teilbereiche in den Fokus während einer Prüfungssituation genommen werden. Das Eingehen bzw. das Bearbeiten von Wissenslücken des einzelnen Auszubildenden ist ebenfalls möglich. Es bietet sich an, dass Schülerinnen und Schüler (außer in Abschlussprüfungen) über ein »Spezialthema« einsteigen können bzw. eine Prüfung über ein im Vorfeld vorbereitetes Thema abgehalten wird. Des Weiteren gelten auch hier die bereits in Kapitel 5.5.2. beschriebenen Aspekte, wie Prüfungsumfang, Transparenz usw. (vgl. Schewior-Popp, 2014, S. 187–188). Zu Methoden der mündlichen Leistungsbemessung zählen z. B. Fach- und Prüfungsgespräche, Referate, Diskussionen (▶ Kap. 5.5.3). Diese können folgende Kompetenzdimensionen erfassen (▶ Tab. 4).

Tab. 4: Mündliche Prüfinstrumente und damit prüfbare Kompetenzbereiche (in Anlehnung an Bonse-Rohmann, 2008, S. 24)

	Mündliches Fachgespräch	Diskussion
Fachkompetenz	✓	✓
Personalkompetenz	+/–	✓
Sozialkompetenz		✓
Methodenkompetenz		

Die praktische Leistungsüberprüfung

Auch die praktische Leistungsbemessung ist in den Gesundheitsfachberufen und medizinischen Berufen häufig ein Teil der Abschlussprüfung, also der Erlangung der beruflichen Qualifikation. Hierzu zählen vor allem die Methoden: Simulation, Demonstration, Performanz-Prüfung (▶ Kap. 5.5.3) und die Anleitung durch die Schüler selbst. Die praktische Leistungsbemessung kann folgende Kompetenzdimensionen erfassen (▶ Tab. 5).

Tab. 5: Praktische Prüfinstrumente und damit prüfbare Kompetenzbereiche (in Anlehnung an Bonse-Rohmann, 2008, S. 24)

	Performanz-Prüfung	Auszubildende leiten an
Fachkompetenz	✓	✓
Personalkompetenz	✓	✓
Sozialkompetenz	✓	✓
Methodenkompetenz	✓	✓

Um den handlungsorientierten Unterrichtsformen gerecht zu werden, muss hier vor allem das Augenmerk auf die Entwicklung eines kompetenzorientierten Auswertungs- und Bewertungsinstruments gelegt werden. Eine weitere Schwierigkeit, die hier hinzukommt ist, dass praktische Leistungsbemessungen meist mehrdimensional sind. Das heißt, sie verbinden das Anwenden von Fertigkeiten mit einem Theorierahmen sowie die Bewältigung von Einstellung, Haltung, Motivation und Kommunikation. Auch wird von den Schülerinnen und Schülern erwartet, dass sie in einer bestimmten Handlungsabfolge (Handlungslogik) agieren, die je nach Situation in ihrer Komplexität variieren kann. Daher steht die Entwicklung von differenzierten Auswertungsinstrumenten im Vordergrund (vgl. Schewior-Popp, 2014, S. 189–200).

Kombinierte Leistungsüberprüfungen

Einige der in Kapitel 5.5.3. benannten Prüfungen sind keinem der drei Überpunkte von schriftlichen, mündlichen und praktischen Leistungsbemessungen zuzuordnen. Um jedoch Kompetenzbereiche umfassend abzubilden, können kombinierte Prüfungsformen angewendet werden. Hierzu zählen vor allem Rollenspiele, Projektarbeit, der Struktur-Lege-Plan, Gruppenarbeiten, Planspiele und das Lerntagebuch (vgl. Depping, 2004; zitiert nach Bonse-Rohmann, 2008, S. 28). Methoden, wie z. B. das Portfolio, TJE, MEQ oder OSCE, sind je nach Ausgestaltung der letztendlichen Prüfung ebenfalls nicht nur einem Teilaspekt der Leistungsbemessung (schriftlich, mündlich, praktisch) zuzuordnen, können jedoch auch mehrere Dimensionen der Kompetenzorientierung abprüfen.

Tab. 6: Kombinierte Prüfinstrumente und damit prüfbare Kompetenzbereiche (in Anlehnung an Bonse-Rohmann, 2008, S. 24)

	Projekt	SLT	TJE	OSCE	MEQ	Portfolio	Gruppen-arbeit
Fachkompetenz	✓	✓	✓	✓	✓	✓	✓
Personalkompetenz	✓		✓	✓		✓	✓
Sozialkompetenz	✓			✓		✓	✓
Methodenkompetenz	✓	✓	✓	✓	✓		✓

Fallbezogene Leistungsüberprüfungen

Bezugnehmend auf die Konkretisierung von Lernsituationen aus beruflichen Handlungsfeldern bzw. Lernfeldern werden künftig auch Unterrichtsformen wie z. B. die Konzepte des problemorientierten Lernens oder des selbstorganisierten Lernens einen hohen Anteil im Unterrichtsalltag einnehmen. Daher werden sich alltägliche Handlungssituationen im Lehren und Lernen widerspiegeln. Diese können auch Bezugspunkte für Leistungsbemessungen darstellen. Durch die Verwendung der Handlungssituationen, Probleme oder Fallbeispiele werden die Vernetzung von Theorie und Praxis sowie ein begründetes und reflektiertes berufliches Lernen ermöglicht (vgl. Schewior-Popp, 2014, S. 182–183; ▶ Kap. 5.1). Ebenfalls wird in der Verwendung dieser Leistungsbemessung die Kompetenzentwicklung der Auszubildenden berücksichtigt und die Spiralität des Lernfeldansatzes unterstützt.

Grundsätzlich lassen sich hierbei zwei Ansätze unterscheiden:

1. Die Darstellung eines alltäglichen, realen Falls, dessen Komplexität und damit Fragestellungen unterschiedlich sein können. Hierbei können die Schülerinnen und Schüler ihr bereits erworbenes Wissen anwenden, um z. B. ein Konzept zur Zielerreichung oder eine Planung zum Vorgehen für die Problemlösung zu erstellen. Jedoch sind sie in der Beschreibung und Erarbeitung der Lösung frei.
2. Im zweiten Ansatz werden die Schülerinnen und Schüler durch Fragen geleitet, wie sie die vorliegende Situation bearbeiten sollen. Es können verschiedene Aufgaben mit verschiedenen Anwendungen von Wissen und Anforderungen gestellt werden. Dabei kann die Falldarstellung dieselbe sein wie im ersten Aufgabenansatz (vgl. Schewior-Popp, 2014, S.182–183).

Diese Form der Leistungsüberprüfung lässt sich grundsätzlich in allen drei Prüfungsformen realisieren.

Literatur

Becker, G.E. (2007). *Unterricht auswerten und beurteilen. Handlungsorientierte Didaktik Teil III.* (8. Aufl.). Weinheim: Beltz.
Bonse-Rohmann, M., Hüntelmann, I. & Nauerth, A. (Hrsg.). (2008). *Kompetenzorientiert prüfen: Lern- und Leistungsüberprüfung in der Pflegeausbildung.* München: Elsevier.
Brunner, I. & Schmiedinger, E. (1997). Portfolio – ein erweitertes Konzept der Leistungsbeurteilung. *Erziehung und Unterricht, 147,* 1072–1086.
Chenot, J.-F. & Ehrhardt, M. (2003). Objective structured clinical examination (OSCE) in der medizinischen Ausbildung: Eine Alternative zur Klausur. *Z Allg Med, 79,* 437–442.
Deppinger, D. (2004). Pool von Prüfungsformen und Aufgabentypen. *Unterricht Pflege, 9,* 12–19.
Diekmann, A. (2009). *Empirische Sozialforschung. Grundlagen Methoden Anwendungen.* (20. Aufl.). Reinbek: Rowohlt.
Dohse, W. (1995). Die Funktion der Zensur. In: K Ingenkamp (Hrsg.). *Die Fragwürdigkeit der Zensurengebung.* (9. Aufl.) (S. 56–65). Weinheim: Beltz.
Ebbinghaus, M. & Schmidt, J. (1999). *Prüfungsmethoden und Aufgabenarten.* Bielefeld: Bertelsmann.

Heckhausen, H. (1989). *Motivation und Handeln*. Berlin: Springer.
Kaiser, F. J. & Pätzold, G. (Hrsg.). (1999). *Wörterbuch Berufs- und Wirtschaftspädagogik*. Bad Heilbrunn: Klinkhardt.
Kultusministerkonferenz (2011). *Handreichung für die Erarbeitung von Rahmenlehrplänen der Kultusministerkonferenz für den berufsbezogenen Unterricht in der Berufsschule und ihre Abstimmung mit Ausbildungsordnungen des Bundes für anerkannte Ausbildungsberufe*.
Linert, G. A. & Raatz, U. (1969). *Testaufbau und Testanalyse*. (2. Aufl.). Weinheim: Beltz.
Mietzl, G. (2001). *Pädagogische Psychologie des Lernens und Lehrens*. (6., korr. Aufl.). Göttingen: Hogrefe.
Richter, H. (2002). Lernerfolgsüberprüfung im Lernfeldkonzept. In: Landesinstitut für Schule (Hrsg.). *Steigerung der Effizienz neuer Lernkonzepte und Unterrichtsmethoden in der dualen Berufsbildung (SELUBA)*. Werkstattbericht 5. Soest.
Ruhr-Universität Bochum, Modellstudiengang Medizin. *Prüfungsformen im Modellstudiengang* http://www.ruhr-uni-bochum.de/msm/pruefungen.html (aufgerufen am 22.02.2014).
Sacher, W. (2004). Leistungen entwickeln, überprüfen und beurteilen. Bad Heilbrunn: Klinkhardt.
Schewior-Popp, S. (2014). *Lernsituationen planen und gestalten. Handlungsorientierter Unterricht im Lernfeldkontext*. (2., aktual. Aufl.). Stuttgart: Thieme.
Universität Witten Herdecke, Modellstudiengang Medizin. *Staatsexamen ersetzende Prüfung*. http://www.uni-wh.de/gesundheit/modellstudiengang-medizin/pruefungen/staats-examen-ersetzende-pruefung/ (aufgerufen am 22.02. 2014).

http://lehrerfortbildung-bw.de/unterricht/sol/02_einstieg/methoden/strukturlegen/ (aufgerufen am 22.02.2014).
http://www.altenpflege-lernfelder.de/downloads/methodenpool/allgemeineMethoden.pdf (aufgerufen am 22.02.2014).

Anhang

Tabellarische Übersicht: Abbildung der Themenbereiche in den Lernfeldern

	LF 1	LF 2	LF 3	LF 4	LF 5	LF 6	LF 7	LF 8	LF 9	LF 10	Summe TB
Themenbereich 1: Notfallsituation bei Menschen aller Altersgruppen sowie Gefahrensituationen erkennen, erfassen und bewerten	0	70	40	35	75	10	70	50	10	0	360
Themenbereich 2: Rettungsdienstliche Maßnahmen und Maßnahmen der Gefahrenabwehr auswählen, durchführen und auswerten	0	35	30	30	80	10	85	60	25	5	360
Themenbereich 3: Kommunikation und Interaktion mit sowie Beratung von hilfesuchenden und hilfebedürftigen Menschen unter Berücksichtigung des jeweiligen Alters sowie soziologischer und psychologischer Aspekte	20	0	0	10	0	60	0	10	0	20	120
Themenbereich 4: Abläufe im Rettungsdienst strukturieren und Maßnahmen in Algorithmen und Einsatzkonzepte integrieren und anwenden	5	5	0	15	5	5	20	20	15	10	100
Themenbereich 5: Das Arbeiten im Rettungsdienst intern und interdisziplinär innerhalb vorhandener Strukturen organisieren	15	5	20	20	5	5	10	5	10	5	100
Themenbereich 6: Handeln im Rettungsdienst an Qualitätskriterien ausrichten, die rechtlichen, wirtschaftlichen und ökologischen Rahmenbedingungen orientiert sind	35	10	10	10	10	10	0	5	0	10	100

Anhang

	LF 1	LF 2	LF 3	LF 4	LF 5	LF 6	LF 7	LF 8	LF 9	LF 10	Summe TB
Themenbereich 7: Bei der medizinischen Diagnostik und Therapie mitwirken, lebenserhaltende Maßnahmen und Maßnahmen zu Abwendung schwerer gesundheitlicher Schäden bis zum Eintreffen der Notärztin oder des Notarztes oder dem Beginn einer weiteren ärztlichen Versorgung durchführen	70	80	0	40	130	90	80	10	0	0	500
Themenbereich 8: Berufliches Selbstverständnis entwickeln und lernen, berufliche Anforderungen zu bewältigen	30	0	5	0	0	30	5	5	5	20	100
Themenbereich 9: Auf die Entwicklung des Notfallsanitäterberuf im gesellschaftlichen Kontext Einfluss nehmen	20	0	0	10	0	5	0	0	10	15	60
Themenbereich 10: In Gruppen und Teams zusammenarbeiten	15	5	0	5	10	20	10	5	30	20	120
Stunden der LF Gesamt	210	210	105	175	315	245	280	170	105	105	1920

Themenbereich wird im Lernfeld stark abgebildet

Themenbereich wird im Lernfeld unter anderem abgebildet

Zur freien Verfügung: 1. Lernjahr: 70 Stunden   2. Lernjahr: 35 Stunden   3. Lernjahr: 105 Stunden (nicht einberechnet!)

Differenz vom Gesetz (1920 Stunden) und den Lernfeldern der Schulen (2065 Stunden)